Mit freundlicher Empfehlung überreicht durch

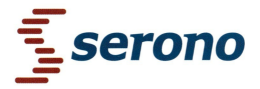

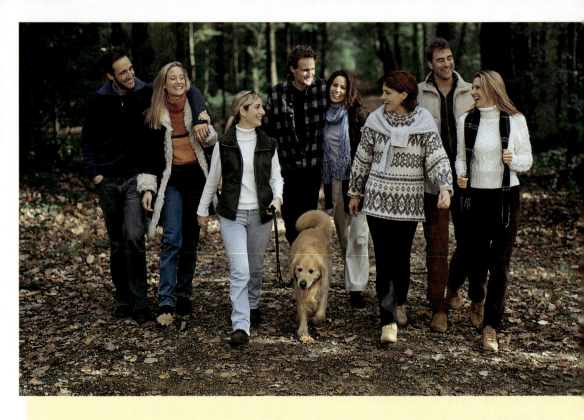

Chancen erhöhen.
Frühzeitig gegensteuern.
Normal leben.

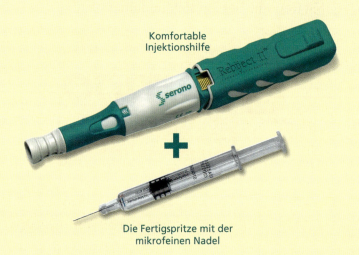

Komfortable Injektionshilfe

Die Fertigspritze mit der mikrofeinen Nadel

Kostenlose MS-Infoline: 0800 / 7 32 43 44
www.leben-mit-ms.de
Serono GmbH · Freisinger Straße 5 · D-85716 Unterschleißheim

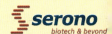

Zytokin-Therapie bei Multipler Sklerose

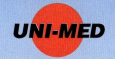

UNI-MED Verlag AG
Bremen - London - Boston

Voltz, Raymond:
Zytokin-Therapie bei Multipler Sklerose/Raymond Voltz und Norbert Goebels.-
1. Auflage - Bremen: UNI-MED, 2004
(UNI-MED SCIENCE)
ISBN 3-89599-688-2

© 2004   by UNI-MED Verlag AG, D-28323 Bremen,
               International Medical Publishers (London, Boston)
               Internet: www.uni-med.de, e-mail: info@uni-med.de

Printed in Europe

Das Werk ist urheberrechtlich geschützt. Alle dadurch begründeten Rechte, insbesondere des Nachdrucks, der Entnahme von Abbildungen, der Übersetzung sowie der Wiedergabe auf photomechanischem oder ähnlichem Weg bleiben, auch bei nur auszugsweiser Verwertung, vorbehalten.

Die Erkenntnisse der Medizin unterliegen einem ständigen Wandel durch Forschung und klinische Erfahrungen. Die Autoren dieses Werkes haben große Sorgfalt darauf verwendet, daß die gemachten Angaben dem derzeitigen Wissensstand entsprechen. Das entbindet den Benutzer aber nicht von der Verpflichtung, seine Diagnostik und Therapie in eigener Verantwortung zu bestimmen.

Geschützte Warennamen (Warenzcichen) werden nicht besonders kenntlich gemacht. Aus dem Fehlen eines solchen Hinweises kann also nicht geschlossen werden, daß es sich um einen freien Warennamen handele.

UNI-MED. Die beste Medizin.

In der Reihe UNI-MED SCIENCE werden aktuelle Forschungsergebnisse zur Diagnostik und Therapie wichtiger Erkrankungen "state of the art" dargestellt. Die Publikationen zeichnen sich durch höchste wissenschaftliche Kompetenz und anspruchsvolle Präsentation aus. Die Autoren sind Meinungsbildner auf ihren Fachgebieten.

Wir danken folgenden Mitgliedern unseres Ärztlichen Beirats für die engagierte Mitarbeit an diesem Buch: Dr. A. Zistl, Dr. Susanne Christiane Becker, Dr. Michael Noll-Hussong und Jan Waskowski.

Vorwort und Danksagung

Die Zytokintherapie mit Interferon-β hat die Behandlungsmöglichkeiten von Patienten mit Multipler Sklerose revolutioniert. In rasantem Fortschritt werden Erkenntnisse zum Einsatz dieser Präparate publiziert, ebenso ist eine Fülle an Informationen über die verwendeten Präparate verfügbar. Selbst für den spezialisierten Neuroimmunologen ist es sehr schwer, mit dem Erkenntnisgewinn Schritt zu halten.

Daher haben wir es uns zur Aufgabe gemacht, in diesem Büchlein für den praktizierenden Neurologen und andere Interessierte möglichst aktuell den klinischen Einsatz von Interferon-β darzustellen. Zusätzlich soll es eine Basis bilden für das Verständnis der zugrundeliegenden komplexen Wirkmechanismen, welche das noch komplexere Zytokin-Netzwerk modifizieren. Durch die Darstellung der Zytokinpathogenese der Multiplen Sklerose und den Erkenntnissen der Tiermodelle zur MS soll auch eine Grundlage gelegt werden, mögliche zukünftige Entwicklungen auf dem Gebiet der Zytokin-Therapie der MS zu verstehen.

Wir danken insbesondere unseren klinischen und neuroimmunologischen Lehrern Herrn Prof. Dr. Thomas Brandt und Herrn Prof. Dr. Reinhard Hohlfeld, sowie den Mitarbeitern des UNI-MED Verlages.

München, Zürich, im Dezember 2004   *Raymond Voltz*
Norbert Goebels

Autoren

Dr. Hans-Christian von Büdingen
Klinik für Neurologie
Universitätsklinik Zürich
Frauenklinikstr. 26
CH-8091 Zürich

Kap. 2., 5.

Prof. Dr. Norbert Goebels
Klinik für Neurologie
Universitätsklinik Zürich
Frauenklinikstr. 26
CH-8091 Zürich

Kap. 2., 5.

Dr. Sven Jarius
Institut für Klinische Neuroimmunologie
Klinikum der Universität München-Großhadern
Marchioninistr. 15
81377 München

Kap. 4.

Dr. Hannah Pellkofer
Institut für Klinische Neuroimmunologie
Klinikum der Universität München-Großhadern
Marchioninistr. 15
81377 München

Kap. 3.

Prof. Dr. Raymond Voltz
Klinik und Poliklinik für Palliativmedizin
Klinikum der Universität zu Köln
50924 Köln

Kap. 1., 3., 4., 6.

Dr. Martin Weber
Institut für Klinische Neuroimmunologie
Klinikum der Universität München-Großhadern
Marchioninistr. 15
81377 München

Kap. 1.

Inhaltsverzeichnis

1.	**Das Netzwerk der Zytokine**	12

1.1.	Einleitung	12
1.2.	Das Zytokin-Netzwerk	12
1.2.1.	Was sind Zytokine?	12
1.2.2.	Struktur von Zytokinen	12
1.2.3.	Wirkungsweise von Zytokinen	13
1.2.4.	Welche Zellen produzieren Zytokine?	13
1.2.5.	Eine Klassifikation von Zytokinen nach Wirkbereichen	14
1.3.	Zytokine in Entzündung und Immunität	15
1.3.1.	Proinflammatorische Zytokine	15
1.3.1.1.	Interleukin-1	16
1.3.1.2.	Tumor-Nekrose-Faktor-α	16
1.3.1.3.	Interleukin-6	17
1.3.1.4.	Interleukin-12	17
1.3.1.5.	Interferon-γ	17
1.3.2.	Antiinflammatorische Zytokine	17
1.3.2.1.	Interleukin-4	18
1.3.2.2.	Interleukin-10	18
1.3.2.3.	Interleukin-13	18
1.3.2.4.	Transforming growth factor-β	18
1.4.	Literatur	18

2.	**Zytokine bei Multipler Sklerose**	22

2.1.	Was ist Multiple Sklerose?	22
2.1.1.	Erkrankungsbeginn	22
2.1.2.	Zelluläre Immunität	23
2.1.3.	Humorale Immunität	24
2.2.	Die Bedeutung der Zytokine bei der MS	24
2.2.1.	Interleukin-1	24
2.2.2.	Tumor-Nekrose-Faktor-α	25
2.2.3.	Interleukin-6	26
2.2.4.	Interferon-γ	26
2.2.5.	Interleukin-18	27
2.2.6.	Transforming growth factor β	27
2.2.7.	Interleukin-4	28
2.2.8.	Interleukin-10	28
2.2.9.	Interleukin-12	29
2.3.	Einfluss immunmodulatorischer oder -suppressiver MS-Therapien auf die Zytokin-Homöostase	29
2.3.1.	Mitoxantron	29
2.3.2.	Interferon-β	29
2.3.3.	Glatirameracetat (GA, Copolymer-1)	29
2.3.4.	Veränderte Peptidliganden (Altered Peptide Ligands, APL)	30
2.4.	Zusammenfassung	30
2.5.	Literatur	31

3.	**Zytokine bei der Experimentellen Allergischen Enzephalomyelitis**	**36**
3.1.	Gemeinsamkeiten und Unterschiede EAE/MS	36
3.2.	Verschiedene Modelle der EAE	38
3.3.	Pathogenese der EAE	39
3.4.	Histologie der EAE	39
3.5.	EAE als Prüfmodell potenziell therapeutischer Substanzen für MS	39
3.6.	T-Zellen und Zytokine	40
3.7.	Toleranz und EAE	42
3.8.	Zytokine und EAE: Übersicht	42
3.9.	Zytokine mit eher proinflammatorischer Wirkung	43
3.10.	Zytokine mit eher antiinflammatorischer Wirkung	48
3.11.	Schlussbemerkung	50
3.12.	Literatur	51

4.	**Biologie und Pharmakologie von Interferon-β**	**54**
4.1.	Biologie von Interferon-β	54
4.1.1.	Das Protein	55
4.1.2.	Glykosilierung	56
4.1.3.	Induktion	57
4.1.4.	Typ I-Interferonrezeptor	58
4.1.5.	Signaltransduktion	59
4.2.	Pharmakologie	61
4.2.1.	Präparate	61
4.2.1.1.	Allgemeines	61
4.2.1.2.	Interferon-β1a	64
4.2.1.3.	Interferon-β1b	68
4.2.1.4.	Interferon-β1c	69
4.2.1.5.	Natürliches Interferon-β	69
4.2.2.	Pharmakokinetik und Pharmakodynamik	70
4.2.2.1.	Applikationswege	70
4.2.2.2.	Pharmakokinetik und Pharmakodynamik bei s.c. und i.m. Applikation	73
4.2.2.3.	Pharmakokinetik verschiedener Präparate	77
4.3.	Wirkmechanismen	78
4.3.1.	Wirkung auf Zytokine	78
4.3.2.	Wirkung auf Chemokine	79
4.3.3.	Wirkung auf Matrixmetalloproteinasen	79
4.3.4.	Wirkung auf T-Zellen	80
4.3.4.1.	Zytotoxische Aktivität	80
4.3.4.2.	Hemmung der T-Zell-Aktivierung und -Proliferation	80
4.3.4.3.	Regulation der T-Zell-Apoptose	81
4.3.4.4.	Hemmung der T-Zell-Migration	81
4.3.5.	Sonstige Wirkungen	82
4.3.6.	Einfluss von Interferon-β auf das Hormonsystem	82
4.3.7.	Bedeutung der antiviralen Wirkung für die Behandlung der MS	83
4.3.8.	Neuroprotektion und Remyelinisierung	83
4.3.9.	Literatur	83

5.	**Therapie mit Interferon-β**	**88**
5.1.	Indikationen	88
5.2.	Studien zur Anwendung von Interferon-β bei MS	89
5.2.1.	Behandlung früher Erkrankungsstadien (CIS)	89
5.2.2.	Behandlung der schubförmigen MS mit Interferon-β	90
5.2.2.1.	Interferon-β1b, s.c., alle 2 Tage	90
5.2.2.2.	Interferon-β1a, i.m., 1 mal pro Woche	90
5.2.2.3.	Interferon-β1a, s.c., 3x/Woche	91
5.2.2.4.	Studien zum Direktvergleich einzelner Interferon-β-Präparate	91
5.2.3.	Interferon-β bei sekundär chronisch-progredienter MS	93
5.2.3.1.	Interferon-β1b, s.c., alle 2 Tage	93
5.2.3.2.	Interferon-β1a, s.c., 3x/Woche	94
5.2.4.	Zusammenfassung	94
5.3.	Nebenwirkungen	95
5.4.	Neutralisierende Antikörper	96
5.5.	Dosis-Abhängigkeit der Wirksamkeit	98
5.6.	Literatur	98
6.	**Therapie mit anderen Zytokinen oder Zytokin-Antagonisten**	**102**
6.1.	Immundeviation	105
6.1.1.	Interferone	106
6.1.2.	Tumor-Nekrose-Faktor	107
6.1.3.	Transforming growth factor β	108
6.1.4.	Interleukin-10	108
6.1.5.	Interleukin-4 und -13	109
6.1.6.	Interleukin-1-Inhibitoren	109
6.2.	Chemokine	110
6.3.	Neurotrophe Faktoren	111
6.4.	Statine	112
6.5.	Schlussbemerkung	113
6.6.	Literatur	113
	Index	**116**

Das Netzwerk der Zytokine

1. Das Netzwerk der Zytokine

1.1. Einleitung

Zytokine sind körpereigene Proteine, die der Kommunikation zwischen Zellen dienen. Sie entfalten ihre Wirkung in vielfältigen Bereichen, zu deren wichtigsten Entzündung und Immunität, Zellteilung und -differenzierung gehören. Angesichts der rasant wachsenden Erkenntnisse über ihre vielfältigen Funktionen bei der Generierung und differenziellen Regulation von Immunantworten erstaunt es nicht, dass Zytokinen eine zunehmend wichtigere Rolle bei der Entstehung von Autoimmunerkrankungen zugeschrieben wird. Seit der Entdeckung des Interferons 1957 durch Issacs und Lindenmann umfassen die Zytokine eine bis heute unaufhörlich wachsende Gruppe von Botenstoffen, von denen gegenwärtig mehr als 100 bekannt sind. Einige dieser Proteine werden bereits heute klinisch erfolgreich eingesetzt, zumal sie mittlerweile alle relativ leicht gentechnisch hergestellt werden können.

Wir werden in diesem einführenden Kapitel in einem ersten allgemeinen Teil den Schwerpunkt auf Aufbau, Funktion und Wirkung von Zytokinen legen. Ein zweiter, speziellerer Teil dient dem Verständnis, welchen Einfluss Zytokine auf das Immunsystem ausüben, um ihre Rolle im Tiermodell der Multiplen Sklerose sowie bei der Pathogenese der Erkrankung selbst verstehen zu können.

1.2. Das Zytokin-Netzwerk

1.2.1. Was sind Zytokine?

> **Definition:**
> Zytokine sind Zell-Botenstoffe, die von einer Vielzahl unterschiedlicher Zellen produziert werden und auf dieselbe Zelle (autokrin) oder auf Nachbarzellen (parakrin) wirken; endokrin produzierte Hormone zählen damit nicht zu den Zytokinen.

1.2.2. Struktur von Zytokinen

Zytokine werden wie zahlreiche endokrine Hormone in Form von Vorläuferproteinen synthetisiert, die bei Bedarf durch Abspaltung einer zur Sekretion oder Bindung an die Zelloberfläche notwendigen Leadersequenz aktiviert werden. Sie können ihre Wirkung also sowohl in löslicher Form als auch membranständig auf der Zelloberfläche durch Zell- zu Zellkontakt entfalten. Die meisten Zytokine sind angesichts ihrer hochkomplexen Wirkung erstaunlich kleine Polypeptide mit nur 80-200 Aminosäuren. Die meisten Zytokine bestehen aus nur einer Polypeptidkette, andere bestehen aus identischen (homomeren) oder unterschiedlichen (heteromeren) Untereinheiten. Der überwiegende Teil der Zytokine wird nach erfolgter Translation nochmals weitergehend modifiziert, wie z.B. durch die glykosidische Bindung von Zuckerketten.

Als Beispiel sei hier exemplarisch der Aufbau von IL-4 beschrieben (☞ Abb. 1.1). Das kompakte globuläre Protein mit hydrophobem Kern ist aus vier dominierenden α-Helices aufgebaut. Diese α-Helices, die alleine etwa 58 % des Gesamtmoleküls ausmachen, sind wiederum in einem antiparallelen Bündel organisiert und werden durch eine doppelsträngige β-Faltblattstruktur verbunden. Die resultierende räumliche Struktur des Gesamtmoleküls wird durch Disulfidbrücken stabilisiert.

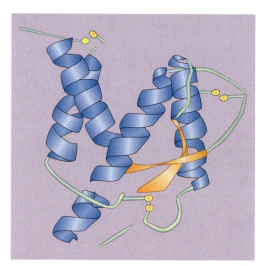

Abb. 1.1: Rekombinantes humanes IL-4 [mod. nach Walter et al.]. α-Helices sind blau, β-Faltblattstrukturen orange und Disulfidbrücken gelb dargestellt.

1.2.3. Wirkungsweise von Zytokinen

Die aus Aminosäuresequenz und Modifizierung resultierende komplexe räumliche Struktur der Zytokine ermöglicht trotz geringer Größe des Moleküls die hochspezifische und hochaffine Wechselwirkung mit Rezeptoren auf der Membran von Zielzellen. Diese Rezeptor-Liganden-Interaktion kann grundsätzlich in zwei Schritte unterteilt werden: In eine erste Bindung des Zytokins an den Rezeptor und eine sich daran anschließende Aktivierung des Rezeptors (☞ Abb. 1.2). Interessanterweise werden diese aufeinander folgenden Schritte von unterschiedlichen Abschnitten des Zytokins realisiert. Die hohe Affinität der Zytokine zu ihren Rezeptoren ist neben Amplifizierungsprozessen in den nachgeschalteten Signaltransduktionswegen der Grund dafür, dass bereits eine sehr niedrige Zahl von Molekülen einen nachhaltigen Einfluss auf die Zielzelle ausüben kann. Membrangebundene Rezeptoren bauen sich aus einer extrazellulären, transmembranösen sowie einer intrazellulären Domäne auf (☞ Abb. 1.2). Daneben liegen viele dieser Rezeptoren auch in einer löslichen Isoform vor, die lediglich aus der extrazellulären Domäne besteht, Zytokine also nur bindet, ohne Signale weitergeben zu können. Dies bedeutet, dass die potenzielle Wirkung eines Zytokins noch vor seiner Sekretion auf der Ebene der Rezeptorbindung durch das Verhältnis von löslichen zu membrangebundenen Rezeptoren reguliert wird. Dies ist neben weiteren Regulationsmechanismen, wie der Kompetition des Zytokins um den Rezeptor mit Rezeptorantagonisten (z.B. IL-1-Rezeptorantagonist) sowie hemmenden oder fördernden Interaktionen zwischen verschiedenen Zytokinen ein Beispiel dafür, wie differenziert die Wirkung eines Zytokins reguliert wird.

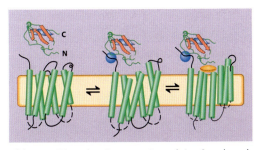

Abb. 1.2: Liganden-Rezeptor-Interaktion [mod. nach Crump et al.].

Der Liganden-Rezeptor-Komplex aktiviert nachgeschaltete Signaltransduktionswege, deren zentraler Baustein meist die Phosphorylierung von Transkriptionsfaktoren ist. Diese Proteine wandern alleine oder in Assoziation mit anderen Faktoren als Proteinkomplex in den Kern, binden an spezifische DNA-Regulationselemente und steuern damit die Transkription zahlreicher Gene. An die Aktivierung des Rezeptors schließt sich in der Regel die Internalisierung des Zytokins an, ein weiterer Prozess durch dessen differenzielle Steuerung die biologische Wirkung auf die Zielzelle gesteuert werden kann.

Durch die Integration zahlreicher solcher zeitgleich ablaufender Prozesse entsteht intrazellulär eine äußerst komplexes Netz an Informationen, das es den Zielzellen erlaubt, auf ständig wechselnde "Herausforderungen" optimal reagieren zu können.

1.2.4. Welche Zellen produzieren Zytokine?

Nach heutigem Konsensus können grundsätzlich alle Zellen mit Zellkern Zytokine produzieren. Durch Differenzierung besitzt jeder Zelltyp ein ganz spezielles Repertoire an Zytokinen, das bei Bedarf sezerniert oder an die Zelloberfläche gebunden werden kann. Zytokine können ihre Wirkung also sowohl in löslicher Form als auch an die Zelloberfläche gebunden mittels direktem Zell-zu-Zell-Kontakt entfalten. Einzelne Zelltypen unterscheiden sich allerdings erheblich in der Größe dieses zur Verfügung stehenden Repertoires an Zytokinen, man kann also "Zytokin-Spezialisten", zu denen sicherlich Zellen des Immunsystems wie Makrophagen und T-Zellen gehören, von Zelltypen unterscheiden, die lediglich einzelne Zytokine hervorbringen können, wie Endothelzellen und Astrozyten.

Entscheidend ist auch zu verstehen, dass es privilegierte Zellpopulationen wie antigenpräsentierende Makrophagen gibt, deren Zytokine einen differenziellen Einfluss auf ihre Nachbarzellen ausüben können. So können aktivierte Makrophagen durch die bevorzugte Produktion von proinflammatorischen Zytokinen wie IL-12 naive T-Helfer (Th)-Zellen zu Th1-Zellen differenzieren lassen, die wiederum proinflammatorische Zytokine wie TNF-α, LT, IFN-γ und IL-2 produzieren. Insbesondere IFN-γ aktiviert wiederum Antigen-präsentierende-Zellen (APC) und fördert die zur Antigenpräsentation notwendige Expression von MHC-II auf deren Oberfläche. Im umgekehrten Fall können naive T-Zellen unter dem Einfluss von IL-10 - ebenfalls ein von Makrophagen produziertes Zytokin - dagegen ebenso zu Th2-Zellen differenzieren, deren antiinflammatorische Zytokine IL-4 und IL-10 wiederum einen hemmenden Einfluss auf APCs und deren Interaktion mit anderen T-Helfer-Zellen ausüben.

1.2.5. Eine Klassifikation von Zytokinen nach Wirkbereichen

Zytokine können nach strukturellen Charakteristika, nach biologischen Hauptfunktionen oder nach Zytokinrezeptor-Familien klassifiziert werden. Die Kategorisierung der Zytokine erfolgte ursprünglich in der Annahme, dass jedes Zytokin eine biologische Hauptfunktion besitzt, durch einen Zelltyp synthetisiert wird und entweder stimulatorisch oder inhibitorisch wirkt. Nach heutiger Erkenntnis ist es jedoch vielmehr so, dass ein und dasselbe Zytokin durch ganz unterschiedliche Zelltypen exprimiert werden kann, auf verschiedenartige Rezeptoren wirken und sogar konträre Wirkungen auf unterschiedliche Zielzellen ausüben kann. Die meisten Zytokine wirken zudem induzierend oder supprimierend auf die Expression weiterer Zytokine, so dass ein Signal ein sehr komplexes Netzwerk an Zytokinen generiert, am ehesten also eine Art "Umgebungsmilieu" schafft, und es zunehmend schwieriger erscheint, die Hauptfunktion eines Zytokins am Beginn eines solchen Signalgeflechts auszumachen.

Die ständig wachsende Familie der Zytokine umfasst heute die folgenden Klassen:

- Interferone
- Interleukine
- Chemokine
- Wachstumsfaktoren

Tab. 1.1 versucht, einen orientierenden Überblick über die "Großfamilie" der Zytokine anhand von Wirkbereichen zu geben. Auch diese Klassifikation krankt naturgemäß daran, dass einige Zytokine sehr unterschiedliche Funktionen vermitteln, also in verschiedene Wirkbereiche aufgenommen werden mussten.

Interferone
• Interferon-α (IFN-α)
• Interferon-β (IFN-β)
• Interferon-γ (IFN-γ)
• Interferon-ω (IFN-ω)
Entzündung
• Interleukin-1-α (IL-1-α)
• Interleukin-1-β (IL-1-β)
• Interleukin-1 Rezeptor-Antagonist (IL-1RA)
• Interleukin-6 (IL-6)
• Interleukin-8 (IL-8)
• Tumor necrosis factor-α (TNF-α)
• Lymphotoxin (LT, TNF-β)
• Interleukin-4 (IL-4)
• Interleukin-10 (IL-10)
• Interleukin-13 (IL-13)
• Transforming growth factor-β (TGF-β)
Hämatopoetische Faktoren
• Interleukin-3 (IL-3)
• Interleukin-11 (IL-11)
• Macrophage-colony-stimulating factor (M-CSF)
• Granulocyte-colony-stimulating factor (G-CSF)
• Granulocyte and macrophage-colony-stimulating factor (GM-CSF)
• Leukemia inhibitory factor (LIF)
• Stem cell factor (SCF)
• Erythropoetin (EPO)
• Thrombopoetin (TPO)
• Erythroid differentiation factor (EDF)
• CD 27 ligand (CD 27L)
T-Zell-Wachstumsfaktoren
• Interleukin-2 (IL-2)
• Interleukin-4 (IL-4)
• Interleukin-7 (IL-7)
• Interleukin-9 (IL-9)
• Interleukin-12 (IL-12)
B-Zell-Wachstumsfaktoren
• B-cell growth factor (BCGF)
• Interleukin-4 (IL-4)
• Interleukin-5 (IL-5)
• Interleukin-6 (IL-6)
• TNF-related activation protein (TRAP/CD 40 ligand)
• Interleukin-14 (IL-14; HMW-BCGF)

Chemotaktische Faktoren

- Interleukin-8 (IL-8)
- Monocyte chemotactic protein-1 (MCP-1)
- Growth factor inducible chemokine (Fic)
- Macrophage inflammatory protein-1 (MIP-1α; MIP-1β)
- Regulated on activation, normal T expressed and secreted (RANTES)
- Melanoma growth stimulatory activity (MGSA)
- Macrophage migration inhibitory factor (MIF)

Wachstumshemmende Faktoren

- Tumor necrosis factor (TNF)
- Lymphotoxin (LT)-α
- Lymphotoxin (LT)-ß
- Amphiregulin (AR)
- Oncostatin M (OM)
- Mullerian inhibiting substance (MIS)
- FAS ligand

Wachstumsfördernde Faktoren

- Platelet-derived growth factor (PDGF)
- Fibroblast growth factor (basic)
- Fibroblast growth factor (acidic)
- Epidermal growth factor (EGF)
- Transforming growth factor-α (TNF-α)
- Betacellulin (BTC)
- Insulin-like growth factor (IGF-I + II)
- Hepatocyte growth factor (HGF)
- Autocrine motility factor (AMF)
- Androgen-induced growth factor (AIGF)
- Hergulin (erb B2/HER2 ligand)
- Glia activating factor (GMF)
- Glia maturation factor (GAF)
- Ach receptor-inducing activity (ARIA)
- Pleiotrophin/midkine (PTN/MK)
- Osteogenic protein-2 (OP)
- Bone morphogenic proteins (BMP)
- Vascular endothelial cell growth factor (VEGF)
- Ciliary neurotrophic factor (CNTF)
- flt3/flk-2 ligand

Tab. 1.1: Klassifikation der Zytokine nach Wirkbereichen.

Ebenso erhebt diese Tabelle beileibe keinen Anspruch auf Vollständigkeit. Vorrangiges Ziel ist es vielmehr, einen Eindruck von der Vielfältigkeit der biologischen Wirkbereiche zu vermitteln, in denen Zytokine ihren Einfluss ausüben, zumal wir in den folgenden Kapiteln naturgemäß auf diejenigen Zytokine fokussieren werden, die ihre Wirkung in den Bereichen Entzündung und Immunität entfalten.

1.3. Zytokine in Entzündung und Immunität

Wie eingangs erwähnt spielen Zytokine bei der Generierung und insbesondere bei der Modulation von Immunantworten eine zentrale Rolle. In diesem Zusammenhang werden sie nach ihrem Haupteinfluss auf einen entzündlichen Prozess vereinfachend in äußerst zahlreiche proinflammatorische und weniger zahlreiche antiinflammatorische Zytokine unterteilt. Diese Unterscheidung trifft oft nicht ganz zu, weil einzelne Zytokine in Abhängigkeit von Co-Faktoren einen äußerst differenziellen Einfluss auf Entzündung und Immunität ausüben können. Abgesehen von dieser Einschränkung trägt diese Kategorisierung jedoch zum grundlegenden Verständnis der Wirkung von Zytokinen entscheidend bei und soll hier bereits eingeführt werden, weil nachfolgende Kapitel auf dieser Einteilung aufbauen werden.

In diesem Zusammenhang sei an dieser Stelle bereits vorweggegriffen, dass im Rahmen dieser Einteilung zwei immunologische Subtypen von CD4+ T-Helfer (Th)-Zellen unterschieden werden. Ihrer differenziellen Induktion sowie dem konsekutiv vorherrschenden Zytokinmuster wird eine entscheidende Rolle bei der Entstehung von Autoimmunität bzw. bei der Induktion von Toleranz zugeschrieben. So werden proinflammatorische Th1-Zellen, die vorwiegend TNF-α, IFN-γ und IL-2 produzieren und die Fähigkeit besitzen, Makrophagen und zytotoxische T-Zellen zu aktivieren, von Th2-Zellen mit ihren vorrangig antiinflammatorischen Zytokinen IL-4 und IL-10 unterschieden.

Tab. 1.2 stellt in einem orientierenden Überblick vorrangig proinflammatorische Zytokine mit ihrer jeweiligen Hauptwirkung solchen mit überwiegend antiinflammatorischer Wirkung gegenüber.

1.3.1. Proinflammatorische Zytokine

Zu den klassischen proinflammatorischen Zytokinen gehören IL-1, TNF-α, IL-6, IL-12 und IFN-γ, Moleküle, die sowohl akut- als auch chronisch-entzündliche Prozesse induzieren bzw. aufrechter-

Zytokine mit vorrangig proinflammatorischer Wirkung			Zytokine mit vorrangig antiinflammatorischer Wirkung		
	Hauptquelle	Hauptwirkung		Hauptquelle	Hauptwirkung
IL-1α IL-1β	Makrophagen, Epithelzellen	Aktivierung von T-Zellen, B-Zellen und Makrophagen	IL-4	Th2-Zellen	Aktivierung von Th2-Zellen; auf B-Zellen Isotyp-Switch zu IgE
TNF-α	Makrophagen, T-Zellen	verstärkte Expression von Adhäsionsmolekülen auf Endothelzellen; zytotoxisch; Differenzierung von T-Zellen, B-Zellen und Makrophagen	IL-10	Th2-Zellen, Makrophagen	Hemmung der IL-12-Produktion und MHC-II-Expression von APCs; hemmt Th1-Differenzierung; induziert regulatorische T-Zellen
IL-6	T-Zellen und Makrophagen	Proliferation von Lymphozyten	IL-13	Th2-Zellen, Mastzellen, NK-Zellen	Hemmung der Monozyten- und Makrophagenfunktion; Isotyp-Switch zu IgE
IL-12	APCs	Th1-Differenzierung	TGF-β	zahlreiche Immunzellen	Unspezifische Hemmung von Wachstum und Differenzierung von Zellen
IFN-γ	Th1-Zellen	Aktivierung von Makrophagen, T-Zellen, B-Zellen und NK-Zellen			

Tab. 1.2: Zytokine mit vorrangig pro- bzw. antiinflammatorischer Wirkung.

halten. Im Rahmen dieser Entzündungsreaktionen vermitteln sie interessanterweise nicht nur eine gezielte Abwehrreaktion auf zellulärer Ebene, sondern auch unabhängig davon die Symptome einer Infektion wie Fieber oder Hypotension. So induzieren beispielsweise IL-1, TNF-α und IFN-γ Symptome wie Kopfschmerz, Abgeschlagenheit und Gliederschmerzen, was das Nebenwirkungsspektrum therapeutisch eingesetzter Interferon-Präparate leicht verständlich macht.

Antigenpräsentierende Zellen wie Makrophagen, die als unspezifisch phagozytierende Entzündungszellen oft am Anfang einer Immunantwort stehen und unter deren Einfluss differenziell Th1- bzw. Th2-Zellen heranreifen, sind die Hauptquelle proinflammatorischer Zytokine. Ihnen kommt dadurch eine zentrale Rolle bei der Induktion sinnvoller Entzündung aber auch überschießender Immunreaktion zu.

1.3.1.1. Interleukin-1

Die IL-1-Familie besteht aus drei strukturell verwandten Liganden, die überwiegend von Makrophagen und Epithelzellen produziert werden: IL-1α, IL-1β und IL-1-Rezeptorantagonist (IL-1-ra). Die beiden Isoformen IL-1α und IL-1β bewirken v.a. die Aktivierung von T-Zellen, B-Zellen, Monozyten und Makrophagen und haben damit eher unspezifisch proinflammatorischen Charakter. IL-1-ra, der kompetitive Rezeptorantagonist, wirkt aufgrund fehlender intrinsischer Aktivität antiinflammatorisch und ist ein weiteres Beispiel für die äußerst spezifische Regulation von Zytokinwirkungen.

1.3.1.2. Tumor-Nekrose-Faktor-α

TNF-α gehört sicherlich zu den am besten charakterisierten proinflammatorischen Zytokinen. Seit seiner Entdeckung 1975 durch Carswell et. al konnte es in sehr unterschiedlichen entzündlich infiltrierten Geweben - u.a. im Bereich entzündlicher Läsionen von MS-Patienten - in erhöhter Konzentration nachgewiesen werden (4). TNF-α wird vorrangig von Makrophagen und T-Zellen produziert und verstärkt die Expression von Adhäsionsmolekülen auf Endothelzellen, was die zunächst ungerichtete Einwanderung von Entzündungszellen ins Gewebe ermöglicht. Neben seiner proinflammatorischen Wirkung insbesondere auf Zellwachstum und -differenzierung zahlreicher Zelltypen des Immunsystems besitzt TNF-α zudem eine ungerichtet gewebezerstörende Wirkung, was wiederum die entzündliche Gewebsinfiltration erleichtert. Daneben hat TNF-α den namensgebend hemmenden Einfluss auf die Kanzerogenese, eine Beobachtung, die erstaunlicherweise bis auf das Jahr 1868 zurückgeht, als der deutsche Arzt Dr. P. Brunes bereits eine Korrelation zwischen bakteriellen Infektionen und dem Rückgang von Tumoren erkannte.

Für TNF-α und das zur TNF-α-Familie gehörende Lymphotoxin (LT)-α und -β sind zwei TNF-Rezeptoren bekannt, die sich nicht nur in der Molekulargröße, sondern auch im Signalverhalten unterscheiden, also unterschiedliche Signale an verschiedenen Zielzellen vermitteln können.

1.3.1.3. Interleukin-6

IL-6 vermittelt neben zahlreichen weiteren Aufgaben in anderen Wirkbereichen wie z.B der Hämatopoese vor allem die Induktion von akuten Entzündungsreaktionen. IL-6 wird von Makrophagen und T-Zellen produziert und wirkt förderlich auf Proliferation und Überleben von Lymphozyten.

1.3.1.4. Interleukin-12

IL-12 wird von antigenpräsentierenden Zellen - insbesondere von Makrophagen und dendritischen Zellen - produziert. Es fördert sowohl die Differenzierung von naiven T-Zellen zu CD4+ Th1-Zellen als auch deren Aktivierung. In der Folge verstärkt es den Einfluss proinflammatorischer Th1-Zytokine, vor allem die Produktion und Sekretion von IFN-γ. IL-12 wird daher eine Schlüsselfunktion bei der Generierung des oben beschriebenen proinflammatorischen "Th1-Milieus" sowie eine entscheidende Rolle bei der Auslösung von Th1-vermittelten Immunreaktionen zugeschrieben.

Daneben erhöht IL-12 die Zytotoxizität von NK-Zellen und gewinnt dadurch Bedeutung sowohl für die unspezifische Abwehr von Erregern als auch für die Beseitigung von Tumorzellen.

1.3.1.5. Interferon-γ

IFN-γ als das neben TNF-α andere "klassische" proinflammatorische Zytokin vermittelt seine Wirkung vor allem über die Aktivierung von Makrophagen, T-Zellen, B-Zellen und Natürlichen Killer (NK)-Zellen. Insbesondere auf Antigen-präsentierende Zellen hat es einen stark aktivierenden Einfluss und induziert über den Class II-Transaktivator (CIITA) die Expression von MHC-II. Produziert wird IFN-γ vorrangig von aktivierten Th1-Zellen. Der weitreichende proinflammatorische Effekt von IFN-γ wird insbesondere durch seine synergistische Wirkung auf Produktion und Wirkung der meisten anderen proinflammatorischen Zytokine wie z.B. TNF-α erklärlich.

Viele weitere Zytokine, insbesondere hämatopoetische Faktoren wie z.B. GM-CSF, haben letztlich ebenso proinflammatorische Eigenschaften, wie im genannten Beispiel durch einen förderlichen Einfluss auf Proliferation von Granulozyten und Makrophagen. Auch Chemokine tragen entscheidend zur Induktion und Expansion der Immunantwort bei, indem sie zunächst neutrophile Granulozyten und später Makrophagen, Lymphozyten und andere Entzündungszellen anlocken, deren Zytokine wiederum die Immunantwort amplifizieren. Im Rahmen von Entzündung auftretende Veränderungen im Bereich der Blutgefäße stehen ebenso unter der Kontrolle von Zytokinen. So konnte der Wachstumsfaktor *Vascular endothelial cell growth factor* (VEGF) als Hauptursache für das so genannte "capillary leak" identifiziert werden, das wiederum den Übertritt weiterer Entzündungszellen ins Gewebe ermöglicht.

So kann eine suffiziente Abwehrreaktion nur durch ein fein abgestimmtes, in seiner Konsequenz proinflammatorisches Zytokin-Netzwerk erreicht werden, in dem lediglich "major" von "minor players" unterschieden werden können.

1.3.2. Antiinflammatorische Zytokine

Zu den Zytokinen mit vorwiegend antiinflammatorischer Wirkung gehören insbesondere IL-4, IL-10, IL-13 und TGF-β. Antiinflammatorische Zytokine entfalten ihre Wirkung zu großen Teilen durch einen hemmenden Einfluss auf Induktion und Ausschüttung von proinflammatorischen Zytokinen, dienen ihnen also als eine Art Gegenspieler und limitieren dadurch die Ausbreitung von Entzündungen. Sie werden wie bereits erwähnt vorrangig von Immuntoleranz-vermittelnden Th2-Zellen produziert und wirken hemmend sowohl auf die Produktion monozytärer proinflammatorischer Zytokine wie z.B. IL-12 und TNF-α als auch auf die T-Zell-vermittelte Produktion von beispielsweise IL-2 und IFN-γ.

1.3.2.1. Interleukin-4

IL-4 gehört sicherlich zu den wichtigsten und am hinlänglichsten untersuchten antiinflammatorischen Zytokinen. Exemplarisch wird seine Struktur in Kap. 2.2 ("Struktur von Zytokinen") beschrieben (☞ Abb. 1.1). Produziert wird IL-4 vor allem von aktivierten Th2-Zellen und von Mastzellen sowie basophilen Granulozyten. Es fördert insbesondere die Differenzierung von naiven T-Zellen zu Th2-Zellen und ist damit ein potenter Induktor von IL-10 und IL-4 selbst. Auf Monozyten und Makrophagen hat IL-4 einen differenziellen Einfluss. So hemmt es zwar die meisten proinflammatorischen Funktionen diese Zelltyps, fördert dagegen aber ihre Fähigkeit zur Antigenpräsentation. Des Weiteren ist IL-4, wie die meisten antiinflammatorischen Zytokine, aber auch ein wichtiger B-Zell-Stimulator und vermittelt die favorisierte Produktion von Antikörpern der IgE-Klasse. Dadurch spielt IL-4 - neben IL-10 und IL-13, die ebenfalls Proliferation und IgG-Isotyp-Switch von B-Zellen fördern - eine zentrale Rolle in der Enstehung und Unterhaltung von allergischen Reaktionen und Asthma sowie in der suffizienten Bekämpfung von Parasiten.

1.3.2.2. Interleukin-10

IL-10 ist ein antiinflammatorisches Zytokin, das vor allem von Th2-Zellen und in geringerem Ausmaß auch von aktivierten Monozyten produziert wird. Es besitzt weitreichende biologische Funktionen auch in vielen anderen Wirkbereichen von Zytokinen, z.B. als Wachstumsfaktor in der Angiogenese. Als antiinflammatorisches Zytokin hemmt es breitbasig die Induktion zahlreicher proinflammatorischer Prozesse und besitzt dadurch eine umfassende immunmodulatorische Wirkung. Neben einer supprimierenden Wirkung auf die Proliferation von T-Zellen sowie die Expression proinflammatorischer Zytokine wie vorrangig IFN-γ durch Th1-Zellen, besteht seine Hauptaufgabe in der Aufrechterhaltung eines antiinflammatorischen Milieus. In diesem Zusammenhang ist IL-10 in der Lage, über die Induktion von regulatorischen T-Zellen eine länger andauernde antigenspezifische Immuntoleranz aufzubauen, wodurch seine Rolle besonders beachtenswert sowohl im Rahmen pathogenetischer Modelle als auch für therapeutische Ansätze für die MS scheint. IL-10 hat in einer sich selbst amplifizierenden Wirkung vor allem eine förderliche Wirkung auf Th2-Zellen selbst, was wiederum vor allem die Aufrechterhaltung eines antiinflammatorischen Milieus fördert. In Makrophagen hemmt IL-10 die IL-12-Produktion sowie die IL-12 Rezeptor-Expression, unterdrückt direkt und über seine hemmende Wirkung auf Th1-Zellen die IFN-γ induzierte Expression von MHC-II sowie die Expression weiterer kostimulatorischer Moleküle.

1.3.2.3. Interleukin-13

IL-13 wird wie IL-4 und IL-10 vorrangig von Immuntoleranz-vermittelnden Th2-Zellen produziert und in geringerem Umfang auch von Mastzellen und NK-Zellen. Seine biologische Hauptfunktion liegt in der antiinflammatorischen Unterdrückung von Monozyten- und Makrophagenfunktionen. Daneben fördert IL-13 die Proliferation von B-Zellen und verstärkt - zusammen mit IL-4 und IL-10 - den oben erwähnten Isotyp-Switch in Richtung IgE.

1.3.2.4. Transforming growth factor-β

TGF-β wird von vielen verschiedenen Zellen produziert, es ist das klassische pleiotrope Zytokin mit den umfassendsten biologischen Funktionen. Die wichtigste unter diesen ist sicherlich die Fähigkeit, Wachstum und Differenzierung von Zellen zu limitieren, womit TGF-β die namensgebende Bedeutung in der Entstehung von Tumoren zukommt. Daneben hemmt TGF-β ebenso die Funktion differenzierter Zellen vor allem des Immunsystems. So wirkt TGF-β supprimierend auf die Reifung und Differenzierung von antigenpräsentierenden Zellen, Th1-, aber auch Th2-Zellen. Gleichzeitig hemmt es die Antikörper-Produktion von B-Zellen.

1.4. Literatur

Bacon K, Baggiolini M, Broxmeyer H, Horuk R, Lindley I, Mantovani A, Maysushima K, Murphy P, Nomiyama H, Oppenheim J, Rot A, Schall T, Tsang M, Thorpe R, Van Damme J, Wadhwa M, Yoshie O, Zlotnik A, Zoon K; IUIS/WHO Subcommittee on Chemokine Nomenclature. Chemokine/chemokine receptor nomenclature. J Interferon Cytokine Res. 2002 Oct;22(10):1067-8.

Baggiolini M. Chemokines in pathology and medicine. J Intern Med. 2001 Aug;250(2):91-104. Review.

1.4. Literatur

Carswell EA, Old LJ, Kassel RL, Green S, Fiore N, Williamson B. An endotoxin-induced serum factor that causes necrosis of tumors. Proc Natl Acad Sci U S A. 1975 Sep;72(9):3666-70.

Crump MP, Gong JH, Loetscher P, Rajarathnam K, Amara A, Arenzana-Seisdedos F, Virelizier JL, Baggiolini M, Sykes BD, Clark-Lewis I. Solution structure and basis for functional activity of stromal cell-derived factor-1; dissociation of CXCR4 activation from binding and inhibition of HIV-1. EMBO J. 1997 Dec 1;16(23):6996-7007.

Isaacs A, Lindenmann J. Virus interference. I. The interferon. Proc R Soc Lond B Biol Sci. 1957 Sep 12;147(927):258-67.

Oppenheim JJ. Cytokines: past, present, and future. Int J Hematol. 2001 Jul;74(1):3-8. Review.

Oppenheim JJ., Feldmann M. Cytokine Reference, Academic Press, September 2000

Rollins BJ. Chemokines. Blood. 1997 Aug 1;90(3):909-28. Review.

Selmaj K, Raine CS, Cannella B, Brosnan CF. Identification of lymphotoxin and tumor necrosis factor in multiple sclerosis lesions. J Clin Invest. 1991 Mar;87(3):949-54.

Walter MR, Cook WJ, Zhao BG, Cameron RP Jr, Ealick SE, Walter RL Jr, Reichert P, Nagabhushan TL, Trotta PP, Bugg CE. Crystal structure of recombinant human interleukin-4. J Biol Chem. 1992 Oct 5;267(28):20371-6.

Yoshie O, Imai T, Nomiyama H. Chemokines in immunity. Adv Immunol. 2001;78:57-110. Review.

Yoshie O. Immune chemokines and their receptors: the key elements in the genesis, homeostasis and function of the immune system. Springer Semin Immunopathol. 2000;22(4):371-91. Review.

Zytokine bei Multipler Sklerose

2. Zytokine bei Multipler Sklerose

2.1. Was ist Multiple Sklerose?

Die Multiple Sklerose (MS) ist eine entzündliche Erkrankung des zentralen Nervensystems (ZNS), bei der es zur Zerstörung von Myelin-Scheiden (Demyelinisierung) und zu strukturellen und funktionellen Schäden des Axon-Zylinders kommt. Klinisch äußert sich die Erkrankung in neurologischen Ausfällen, die zu einem gegebenen Zeitpunkt ein oder mehrere funktionelle Systeme des ZNS betreffen können. Der Verlauf der Erkrankung kann unterschiedlichen Mustern folgen, u.a. schubförmig-remittierend, primär- oder sekundär chronisch progredient. Per Definition wird MS diagnostiziert, wenn eine klare Disseminierung in Raum und Zeit in Hinblick auf klinische (Symptomatik) und/oder subklinische Erkrankungszeichen vorliegt (☞ Kap. 5.). Sowohl im klinischen Erscheinungsbild, in der strukturell/histologischen Untersuchung (Lucchinetti et al. 2000) als auch im Ansprechen auf immunmodulatorische/immunsuppressive Therapien stellt sich die Erkrankung sehr heterogen dar, was in den letzten Jahren zunehmend dazu geführt hat, die MS als Gruppe demyelinisierender ZNS-Erkrankungen bislang ungeklärter Genese aufzufassen.

Nach derzeitigem Wissensstand sind sowohl humorale als auch zelluläre Immunmechanismen an der Läsionsformation beteiligt. Allerdings konnte bisher kein allein-verantwortlicher, auslösender Faktor identifiziert werden. Ebenso blieb die Suche nach infektiösen Agenzien als Auslöser einer möglicherweise auf Kreuz-Reaktivität basierenden Immunreaktion (molecular mimicry) bisher erfolglos. Sowohl Migrations- und Populationsstudien, als auch Genom-Untersuchungen von Individuen aus Familien mit mehr als einer/m MS-Erkrankten, deuten auf eine nicht unbedeutende genetische Komponente bei der Pathogenese der MS hin. Allerdings konnte bisher kein Gen oder keine Gruppe von Genen identifiziert werden, welche als alleinige Ursache der MS in Frage kämen. Insgesamt ist die MS also offenbar eine Erkrankung von komplexer, multifaktorieller Genese, wobei sowohl genetische als auch umweltbedingte Faktoren einen Einfluss auf die Erkrankungsentstehung haben.

Das Verständnis immunpathologischer Vorgänge und deren mögliche Beteiligung bei der Entstehung der MS verdanken wir zu einem großen Teil tierexperimentellen Studien. Hinzu kommen Untersuchungen, die an menschlichem Liquor, Blut und Gehirngewebe durchgeführt wurden, und teilweise die experimentellen Daten bestätigen, teilweise jedoch auch Diskrepanzen aufdecken.

In diesem Kapitel sollen zunächst Bestandteile der im vorigen Kapitel beschriebenen Zytokin-Netzwerke und deren mögliche Beteiligung bei der MS-Pathogenese diskutiert werden. Didaktisch sinnvoll erscheint hierbei, zunächst einen Überblick über den hypothetischen Weg der entzündlichen Reaktion von der Peripherie über die Blut-Hirn-Schranke (BHS) bis an den Zielort der destruktiven Antwort, das ZNS, zu ermöglichen. Im weiteren sollen einerseits klinische Studien diskutiert werden, die versuchten, den *in vivo*-Einfluss von Zytokinen oder Zytokin-Antagonisten auf die MS zu erarbeiten. Andererseits sollen die Einflüsse etablierter immunmodulatorischer Therapien auf den Zytokin-Haushalt dargelegt werden. Soweit verfügbar, soll außerdem auf genetische Analysen der Mitbeteiligung einiger Zytokin-Gen-Loci eingegangen werden.

2.1.1. Erkrankungsbeginn

Unter physiologischen Bedingungen werden autoreaktive T- und B-Zellen, die z.B. aufgrund von Immunreaktionen gegen externe Pathogene oder durch immunbiologische Vorgänge zufällig entstehen, durch unterschiedliche Toleranzmechanismen kontrolliert (Übersicht bei Kamradt & Mitchinson 2001). Kommt es zu einem Zusammenbruch dieser Toleranz, kann eine Autoimmunerkrankung die Folge sein. Es ist jedoch auch möglich, dass eine Toleranz gegen ein Antigen, das ausschließlich in einem so genannten "immunprivilegierten" (d.h. dem Immunsystem nur eingeschränkt zugänglichen) Gewebe wie dem Gehirn exprimiert wird, nicht oder nur unvollständig ausgebildet wird. Kommt es dann zur Aktivierung von mit einem solchen Antigen kreuzreaktiven T-Zellen durch eine bisher unbekannte Noxe (z.B. Viren, Bakterien, usw.), könnten diese Zellen eine Autoimmunantwort gegen das ZNS initiieren.

Zahlreiche tierexperimentelle Studien, in welchen der adoptive Transfer von Myelin-spezifischen T-Zellen in gesunde Empfängertiere untersucht wurde, konnten zeigen, dass autoaggressive T-Zellen tatsächlich in der Lage sind, eine ZNS-Entzündung auszulösen (Paterson 1960; Pettinelli und McFarlin 1981; Ben-Nun et al. 1981; Zamvil et al. 1986). Myelin-spezifische T-Zellen, aber auch Antikörper, können im peripheren Blut von MS-Patienten (Allegretta et al. 1990; Ota et al. 1990; Joshi et al. 1993), aber auch von gesunden Kontroll-Personen (Olsson et al. 1990; Meinl et al. 1993; Goebels et al. 2000; Koehler et al. 2002) nachgewiesen werden. Allerdings sind funktionelle Unterschiede zwischen T-Zellen von Patienten und solchen von Gesunden festgestellt worden. Insbesondere sind Myelin-spezifische CD4+ T-Zellen nach Stimulation mit Interleukin-2 (IL-2) häufiger im Blut und Liquor von MS-Patienten nachzuweisen als in Kontroll-Patienten (Zhang et al. 1994). Auch scheinen Myelin-spezifische T-Zellen im Blut von MS-Patienten in ihrer Stimulation teilweise von Kostimulationsmolekülen unabhängig zu sein (Scholz et al. 1998). Diese Moleküle sind normalerweise notwendig, um naive, nicht voraktivierte T-Zellen durch Antigen-präsentierende Zellen (APC) zu stimulieren.

Dennoch sind "natürlich" vorkommende Myelin-reaktive T-Zellen offenbar nicht in jedem Fall in der Lage, eine MS auszulösen: So ist z.B. die Frequenz von MS-Neuerkrankungen bei Patienten nach Schädel-Hirn-Trauma (SHT) nicht erhöht (Goodin et al. 1999), obwohl es auch beim SHT zu lokalen Entzündungen im Gehirn kommen kann und obwohl, wie bereits erwähnt, auch im Blut von nicht-MS-Patienten Myelin-reaktive T-Zellen vorkommen können.

2.1.2. Zelluläre Immunität

Auch bei intakter Bluthirnschranke können aktivierte T-Zellen im Gehirn "vorbeischauen" und dort zu einer Entzündungsreaktion führen, wenn diese "ihrem" Antigen auf der Oberfläche einer APC präsentiert begegnen. Im Falle von peripher aktivierten CD8+ T-Zellen findet diese Präsentation im Kontext mit *Major histocompatibility complex* (MHC)-Klasse I-Molekülen (MHC-I) statt, im Falle von CD4+ T-Zellen in Kontext mit MHC-II-Molekülen. Sowohl zytotoxische CD8+ T-Zellen als auch T-Helfer (Th, CD4+)-Zellen wurden mit verschiedenen Stadien der MS-Pathogenese in Verbindung gebracht. Zwar werden MHC-I-Moleküle im ZNS konstitutiv allenfalls gering ausgeprägt, doch können invadierende CD8+ Zellen, zumindest in Ratten, durch die Sekretion von Tumor-Nekrose-Faktor (TNF)-α und Interferon (IFN)-γ selbst eine *de novo* Expression von MHC-I auf Gliazellen induzieren (Vass und Lassmann 1990). CD8+ T-Zellen verfügen außerdem über wirkungsvolle Mechanismen zur Zerstörung von Oligodendrozyten (Übersicht bei Neumann et al. 2002). Zusätzlich konnten CD8+ T-Zellen in klonal expandierter Form in MS-Läsionen und MS-Liquor nachgewiesen werden (Babbe et al. 2000; Jacobsen et al. 2002; Skulina et al. 2004), was deren Beteiligung bei der Entstehung der MS-Läsion nahelegt.

CD4+ T-Helfer (Th)-Zellen können, je nach immunologischem Phänotyp (Th1, Th2), weitreichende immunregulatorische, unter Umständen aber auch gewebeschädigende Effekte haben. Der Phänotyp von CD4+ T_H-Zellen wird durch Unterschiede im Zytokin-Sekretionsmuster und daraus folgende Unterschiede der Immuneffektorfunktionen bestimmt. Die Differenzierung einer CD4+ Zelle zum Th1- oder Th2-Typ wird ebenfalls von Zytokinen bestimmt, so dass ein komplexes System der Rückkopplungskontrolle entsteht. So wird eine aktivierte CD4+ T-Zelle unter dem Einfluss von IL-12 und IFN-γ zur Th1-Zelle und unter IL-4 und 10 zur Th2-Zelle.

Th1-Zellen sezernieren TNF-α, TNF-β (Lymphotoxin, LT), IFN-γ und IL-2 und sind, insbesondere durch TNF-α und IFN-γ, in der Lage, Phagozyten und/oder Makrophagen zu stimulieren. Durch Sekretion von IFN-γ können Th1-Zellen sowohl die Expression von MHC-I auf der Oberfläche von Oligodendrozyten, als auch via dem so genannten *Class* II-Transaktivator (CIITA) die Expression von MHC-II auf APCs induzieren, und können durch TNF-α eine direkte, Zytokin-vermittelte zytotoxische Wirkung ausüben. Die von Th1-Zellen sezernierten Zytokine werden als "proinflammatorische" Zytokine bezeichnet.

Th2-Zellen werden auch als "antiinflammatorische" T-Zellen bezeichnet, da durch IL-4 und IL-10 z.B. eine hemmende Wirkung auf APCs und deren Interaktion mit anderen CD4+ T-Zellen ausgeübt wird. IL-4 und -10 sind jedoch auch wichtige

B-Zell-Stimulatoren, die diese zur Sekretion von Antikörpern veranlassen.

Die geschilderte Differenzierung zwischen Th1- und Th2-Zellen ist bei Mäusen sehr klar zu beobachten, im menschlichen Immunsystem jedoch offenbar nicht so scharf zu ziehen. Dennoch wird aus Gründen der Übersichtlichkeit in diesem Kapitel an diesem "Th1/Th2-Paradigma" festgehalten.

Therapie:

Aufgrund der weiterhin unbefriedigenden immun-therapeutischen Lage der MS bleiben Untersuchungsergebnisse aus dem Gebiet der Experimentellen autoimmunen Enzephalomyelitis (EAE) eine wichtige Grundlage für die Erforschung immunpathologischer Mechanismen und die Entwicklung neuer Therapien.

Andere Therapieansätze entstammen Erfahrungen mit immunmodulatorischen Substanzen bei anderen menschlichen, autoimmunvermittelten Erkrankungen, wie z.B. der rheumatoiden Arthritis, jedoch besteht auch hier das Problem, dass Therapieprinzipien nicht einfach von einer auf die andere Erkrankung übertragbar sind. Eine weitere Schwierigkeit bei der Entwicklung neuer MS-Therapien ist die bereits zuvor beschriebene Heterogenität der MS. Diese stellt sich für den Kliniker zunächst in den verschiedenen Krankheitsverläufen dar, bei genauerem Hinsehen jedoch auch z.B. in einer nicht unbedeutenden neuro- und immunopathologischen Vielfalt (Lucchinetti et al. 2000). Somit ergibt sich, dass eine einzelne Therapie wahrscheinlich nicht als "Allheilmittel" aller MS-Formen geeignet sein wird und unterschiedliche therapeutische Ansätze verfolgt werden müssen.

2.1.3. Humorale Immunität

Es ist wahrscheinlich, dass, neben einer zellulären Immunreaktion gegen Myelin, auch eine entsprechende Antikörperantwort bei der Pathogenese der MS eine Rolle spielt. Indizien hierfür gibt es einerseits aus der EAE, andererseits aus immunhistochemischen Studien an menschlichem ZNS-Gewebe. In der EAE besitzen vor allem humorale Immunreaktionen gegen das ZNS-spezifische Myelin/Oligodendrozyten Glykoprotein (MOG) ein stark demyelinisierendes Potenzial (Übersichten bei von Büdingen et al. 2001 und Iglesias et al. 2001). Beim Menschen gibt es erste Hinweise, dass MOG ebenfalls ein Ziel von Myelin-destruktiven Autoantikörperantworten sein kann (Genain et al. 1999). Außerdem konnten immunhistochemisch Antikörper-Ablagerungen und Komplement-Aktivierung, als Ausdruck humoraler Aktivität gegen Myelin, in demyelinisierenden, entzündlichen ZNS-Läsionen von MS-Patienten nachgewiesen werden (Storch et al. 1998).

2.2. Die Bedeutung der Zytokine bei der MS

Die Bedeutung der einzelnen Zytokine im Krankheitsgeschehen der MS ist seit Jahren Gegenstand umfangreicher Forschungen. Das Hauptaugenmerk wurde dabei auf einige wesentliche Th1- und Th2-Zytokine gelenkt.

2.2.1. Interleukin-1

IL-1 ist ein proinflammatorisches Zytokin, welches unter anderem von Makrophagen, T-Zellen und Epithelzellen produziert wird, pyrogene Wirksamkeit besitzt und sowohl zur T-Zell- als auch Makrophagen-Aktivierung führt. Beide Isoformen von IL-1, IL-1α und IL-1β, werden als so genannte Vorläufer-Proteine synthetisiert und durch die Zystein-Protease Caspase-1 in ihre biologisch aktive Form überführt. Der natürlich vorkommende IL-1-Rezeptorantagonist (IL-1-RA) wirkt antiinflammatorisch.

Kürzlich durchgeführte Studien konnten keine statistisch signifikanten Unterschiede zwischen MS-Patienten und Kontroll-Personen in Hinsicht auf IL-1-Genotyp oder Allel-Frequenzen feststellen (McDonnell et al. 2000). Jedoch scheinen ein C-T-Polymorphismus im Exon-5 des IL-1β-Gens (Allel-2) sowie 85 Dinukleotidwiederholungen im Intron-4 des IL-1-RA-Gens (Allel-3) mit einem günstigeren klinischen Verlauf in Verbindung zu stehen (Kantarci et al. 2000). Eine weitere Studie zeigte nach einer Kortison-Stoß-Therapie im Rahmen von MS-Schüben im Blut reduzierte IL-1-Titer bei MS-Patienten im Vergleich zu vorher (Wandinger et al. 1998). Serum-Titer von IL-1-RA sind nach IFN-β-Gaben bei MS-Patienten erhöht. Dies konnte auch anhand einer Zunahme der IL-1-RA-mRNA nach Inkubation mit IFN-β in Zelllinien bestätigt werden (Sciacca et al. 2000).

> Zusammengefasst scheint IL-1 (und IL-1-RA) nicht die Suszeptibilität zur MS, dafür jedoch die Schwere des Krankheitsverlaufes zu beeinflussen. Da IL-1, wie viele Zytokine, vielfältige immunologische Effekte auslöst, und u.a. auch von lokalen ZNS-Zellen sezerniert wird, ist es außerdem möglich, dass dieses Zytokin eine wichtige Rolle bei der Aufrechterhaltung eines entzündlichen ZNS-Geschehens spielt.

2.2.2. Tumor-Nekrose-Faktor-α

TNF-α ist sicherlich das im Tiermodell EAE aber auch bei der MS am intensivsten untersuchte Zytokin. Es scheint wichtige Funktionen sowohl im Rahmen der Entzündungs-Propagierung als auch der direkten Gewebezerstörung auszuüben. So konnte TNF-α z.B. im Bereich demyelinisierender, entzündlicher ZNS-Läsionen von MS-Patienten nachgewiesen werden (Hofman et al. 1989; Selmaj et al. 1991). *In vitro* konnte für TNF-α außerdem eine direkte zytotoxische Wirkung auf Oligodendrozyten nachgewiesen werden (Selmaj und Raine 1988). TNF-Rp55 ist der höher affine von zwei verschiedenen TNF-α-Rezeptoren, hat ein Molekulargewicht von 55 kD und wurde kürzlich i.R. der CD-Nomenklatur CD120a benannt. Im Mausmodell der MS konnte gezeigt werden, dass CD120a eine wichtige Rolle bei der Krankheitsinitiierung zukommt, wogegen der 75 kD TNF-α-Rezeptor (p75, CD120b) eher immunregulatorische TNF-α-Wirkungen vermittelt (Suvannavejh et al. 2000).

Die Ergebnisse mehrerer Studien zeigten, dass TNF-α im Liquor mit der klinischen Erkrankungsaktivität korreliert (Hauser et al. 1990; Maimone et al. 1991) und auch als Prädiktor für klinische Schübe herangezogen werden kann (Debruyne et al. 1998). Generell scheinen im Liquor Th1-Zytokine bei MS-Patienten während aktiven Erkrankungsstadien erhöht, während Th2-Zytokine die Phase der Remission begleiten.

Aufgrund dieser Erkenntnisse, aber auch aufgrund der Erfahrungen im Tiermodell erscheint eine Beeinflussung der TNF-α-Homöostase bei der Behandlung der MS naheliegend. Dementsprechend wurden mehrere klinische Studien an MS-Patienten durchgeführt, wobei einerseits ein Fusions-Protein, bestehend aus TNF-Rp55 und dem Fc-Anteil von humanem IgG1 (Lenercept), andererseits ein neutralisierender, TNF-α-bindender Antikörper (Infliximab) zum Einsatz kamen.

Die Studie mit Infliximab wurde als offene Phase I-Studie mit 2 Patienten mit rasch sekundärprogressiver MS durchgeführt (van Oosten et al. 1996). Beide Patienten erhielten 2 i.v. Infusionen mit 10 mg/kg Infliximab im Abstand von 2 Wochen. Während der Beobachtungsphase kam es bei beiden Patienten, jeweils in zeitlichem Zusammenhang mit den Infliximab-Gaben, zu einer deutlichen Zunahme der ZNS-Entzündung mit neuen Gadolinium-aufnehmenden Läsionen sowie Anstieg der Liquor-Zellzahl und des IgG-Index. Zu signifikanten Veränderungen des klinischen Status (EDSS) kam es bei keinem der beiden Patienten.

Lenercept wurde in einer größer angelegten, doppelblinden Phase II-Studie bei 168 Patienten mit vornehmlich schubförmiger MS eingesetzt (The Lenercept Multiple Sclerosis Study Group and The University of British Columbia MS/MRI Analysis Group 1999). Die Patienten wurden in eine von 4 Gruppen randomisiert und erhielten 10, 50 oder 100 mg Lenercept oder Plazebo i.v. im Abstand von 4 Wochen über einen Gesamtzeitraum von 48 Wochen. Kernspintomographisch gab es während der ersten 24 Wochen keine Unterschiede zwischen den Gruppen, jedoch traten in den Verum-Gruppen Schübe signifikant früher und häufiger auf als in der Plazebo-Gruppe. Zusätzlich war die Zeit bis zum Auftreten neuer Schübe in den Verum-Gruppen verkürzt. Die Anzahl der Patienten mit neu aufgetretenen Schüben und auch die Dauer der Schübe in den Lenercept-Gruppen war signifikant erhöht gegenüber der Plazebo-Gruppe. All diese Effekte waren am deutlichsten in den Gruppen mit der 50 mg und 100 mg Dosierung. Bezüglich des Behinderungsgrades (EDSS) ergaben sich keine Unterschiede zwischen Verum- und Plazebo-Gruppen. Antikörper gegen das Fusions-Protein, die zu einer beschleunigten Eliminierung führen können, waren bei nahezu allen Patienten nachweisbar.

Obwohl die positiven Ergebnisse von TNF-α reduzierenden Therapeutika bei der Behandlung einer anderen T-Zell-vermittelten Autoimmunerkrankung, der rheumatoiden Arthritis, prinzipiell einen positiven Effekt von Lenercept und Infliximab bei der Behandlung der MS erwarten ließen, konnte dies nicht bestätigt werden. Warum ist dieses therapeutische Vorgehen bei der einen Erkrankung von Vorteil und bei der anderen von Nachteil, wenn doch ähnliche Immunmechanismen als ursächlich oder zumindest unterstützend angenommen werden können? Es ist denkbar, dass die Reduktion von TNF-α zu einem relativen Überwiegen der Th2-Antwort geführt hat, was wiederum zur Verstärkung autoimmuner Antikörper-Antworten führen kann. Dass eine Immun-Deviation zum Th2-Phänotyp immunpathologisch schwerwiegende Folgen haben kann, wurde in einem Primaten-EAE-Modell mit pathogenetisch wichtiger Antikörper-Komponente gezeigt (Genain et al. 1996).

Weitere Erkenntnisse zum Verständnis der biologischen Funktionen von TNF-α konnten ebenfalls aus tierexperimentellen Studien mit TNF-α-*knock out* (TNF-α -/-) Mäusen gewonnen werden (Liu et al. 1998). Diese Mäuse entwickeln nach aktiver Immunisierung mit MOG eine ausgeprägtere EAE als die Wildtyp-Mäuse mit erhaltener TNF-α-Produktion. Wenn diese TNF-α -/- Mäuse nun, nachdem sie EAE entwickelt haben, mit TNF-α substituiert werden, bessert sich überraschenderweise die Erkrankung. Hieraus lässt sich schließen, dass TNF-α, neben dem bekannten proinflammatorischen Effekt, auch noch eine wichtige immunmodulatorische Wirksamkeit besitzt. Vorsicht beim Transfer von in EAE-Studien gewonnenen Erkenntnissen auf den Menschen ist also weiterhin geboten.

2.2.3. Interleukin-6

IL-6 ist ein multifunktionales Zytokin, das sowohl die Immun-Abwehr, als auch die Hämatopoese beeinflusst. Im Gehirn von MS-Patienten konnte immunhistochemisch (Maimone et al. 1997) und durch mRNA-Analyse (Baranzini et al. 2000) eine gesteigerte IL-6-Expression nachgewiesen werden. Im Liquor und Plasma von MS-Patienten wurden erhöhte IL-6 mRNA-Titer nachgewiesen, die jedoch nicht mit der Krankheitsaktivität korrelierten (Navikas et al. 1996). Eine immunhistochemische Studie untersuchte außerdem die zelluläre IL-6-Expression in MS-Läsionen unter Anbetracht von demyelinisierender Aktivität und Mustern von Oligodendrozyten-Pathologie (Schonrock et al. 2000). Die Autoren dieser Studie fanden die größte Anzahl IL-6-positiver Makrophagen und Astrozyten in inaktiven, bereits demyelinisierten Läsionen mit erhaltenen Oligodendrozyten, wogegen die Abwesenheit von IL-6 mit Oligodendrozyten-Untergang korrelierte.

Die genaue Bedeutung von IL-6 bei der MS bleibt bislang ungeklärt. Möglich erscheint eine Oligodendrozyten-protektive Funktion, deren genaue Mechanismen jedoch der Klärung bedürfen.

2.2.4. Interferon-γ

IFN-γ ist, neben TNF-α, das andere archetypische, proinflammatorische Zytokin. Eine eindeutige Erhöhung von löslichem IFN-γ im Liquor oder Plasma von MS-Patienten konnte bisher nicht nachgewiesen werden. Jedoch konnte sowohl durch Stimulationsexperimente mit Mitogen, als auch durch Durchfluss-Zytometrie gezeigt werden, dass die IFN-γ-Produktion in PBMC einerseits vor einem erneuten klinischen Schub erhöht war (Dettke et al. 1997), andererseits eine signifikante Korrelation zwischen IFN-γ-Expression und Behinderungsgrad besteht (Petereit et al. 2000).

1987 wurde eine klinische Pilot-Studie mit IFN-γ zur Dosisfindung und Evaluierung der Toxizität an 18 Patienten mit schubförmiger MS durchgeführt (Panitch et al. 1987). Die Patienten erhielten entweder 10 μg, 30 μg oder 1000 μg IFN-γ intravenös, zwei mal pro Woche über 4 Wochen. IFN-γ-Serum-Titer wurden während des Studienzeitraumes überwacht und waren proportional zur angewandten IFN-γ-Dosis, im Liquor war keine IFN-γ-Erhöhung nachweisbar. Sieben der 18 Patienten erlitten während der Behandlungsphase klinische Schübe, mit signifikant erhöhter Schubrate im Vergleich zum Zeitraum vor Beginn der Studie. Schübe traten gleichermaßen in allen drei Dosis-Gruppen auf, allerdings war deren Auftreten nicht an dosisbedingte Nebenwirkungen oder das Auftreten von Fieber gekoppelt. Insgesamt waren mehr MHC-II-exprimierende Monozyten im peripheren Blut und eine erhöhte Aktivität von Natürlichen Killer-Zellen (NK) während der Behandlung feststellbar.

Eine weitere Studie, die den Effekt von IFN-γ auf die MS untersuchte, wurde 1991 berichtet (Bever et al. 1991). Hier wurden Serum-Proben von 9 Patienten mit chronisch-progredienter MS, welche mit dem IFN-γ-Stimulator polyICLC behandelt worden waren, retrospektiv auf IFN-γ-Titer untersucht und mit den klinischen Verläufen verglichen. Die Autoren konnten feststellen, dass es allenfalls zu einer transienten Verschlechterung einiger weniger Patienten unter der polyICLC-Behandlung kam, wobei das Ausmaß der IFN-γ-Induktion nicht mit dem klinischen Verlauf korrelierte. Die Autoren schlossen hieraus, dass entweder die chronisch-progrediente MS nicht im gleichen Masse auf IFN-γ reagiert wie die schubförmige MS, oder dass der Effekt der IFN-γ-Aktivierung von den Effekten anderer Mediatoren, welche ebenfalls durch polyICLC induziert werden können, maskiert wurde.

Zusammengefasst bestätigt die erstgenannte Studie die prinzipielle Ansicht, dass IFN-γ eine proinflammatorische Wirkung besitzt, die vornehmlich durch die Aktivierung antigen-präsentierender Zellen vermittelt wird. Allerdings existiert, wie auch bei TNF-α, eine gewisse Uneinigkeit bezüglich des biologischen Effektes von IFN-γ bei der EAE. So konnte einerseits gezeigt werden, dass in Ratten die direkte Injektion von IFN-γ in das ZNS eine lokale entzündliche Reaktion auslöst (Sethna und Lampson 1991), andererseits die intraventrikuläre Injektion von IFN-γ im Rahmen einer MBP-induzierten EAE zur klinischen Besserung führt (Voorthuis et al. 1990). In IFN-γ -/- (knock out)-Mäusen kommt es zu einem von neutrophilen Infiltraten gekennzeichneten, exazerbierten EAE-Phänotyp, während die transgene Überexpression von IFN-γ im Gehirn zu einer tödlichen Demyelinisierung führt. Letztlich wurden auch IFN-γ-neutralisierende Antikörper im Tierversuch eingesetzt, was jedoch reproduzierbar zur klinischen Verschlechterung der EAE geführt hat. Es ist also anzunehmen, dass IFN-γ auch immunmodulatorische Aktivität besitzt und das IFN-γ-Gleichgewicht zwischen ZNS und Peripherie wahrscheinlich von einiger Wichtigkeit ist. Allerdings lässt sich anhand der bisher verfügbaren Daten kaum ein weiterer Einsatz von IFN-γ-beeinflussenden Substanzen in der MS-Therapie rechtfertigen.

Die Bedeutung der IFN-γ-Gen-Loci (Chromosom 12q14-q15) in der Pathogenese der MS ist nicht leicht zu beurteilen. So konnte die Assoziations- und Kopplungs-Analyse einer Finnischen Population keinen Hinweis für einen Beitrag der IFN-γ-Loci zur genetischen MS-Suszeptibilität erbringen (Wansen et al. 1997). Auch eine Kandidaten-Gen-Strategie, welche polymorphe Gen-Marker innerhalb oder in direkter Umgebung der IFN-γ-Loci untersuchte, fand keinen Hinweis auf Kopplung in einer Zwei-Punkt-Kopplungs-Analyse (He et al. 1998).

2.2.5. Interleukin-18

IL-18 wird hauptsächlich von Monozyten und Makrophagen produziert und stimuliert in Synergie mit IL-12 die IFN-γ-Produktion durch T-Zellen und Natürliche Killer-Zellen (NK). IL-18-mRNA konnte in demyelinisierenden MS-Läsionen nachgewiesen werden (Balashov et al. 1999). Der menschliche IL-18-Promotor konnte kloniert werden und weist an 3 Stellen Einzelnukleotid-Polymorphismen auf. Die Frequenz des Auftretens zweier dieser Polymorphismen wurde näher untersucht, es konnte jedoch kein Unterschied zwischen einer Gruppe von 208 MS-Patienten und einer Gruppe von 139 Kontroll-Personen gefunden werden (Giedraitis et al. 2001).

2.2.6. Transforming growth factor β

TGF-$β_2$ ist ein antiinflammatorisches Zytokin mit pleiotroper Wirksamkeit, welches die IFN-γ-induzierte MHC-II-Expression unterdrückt, die Stimulation zytotoxischer Zellen hemmt und im Tierversuch in Zusammenhang mit Remissionen und Verbesserung des klinischen Verlaufes gebracht wurde. Es gibt eine ganze Reihe Studien, die die Expression von TGF-β im ZNS-Gewebe und auch erhöhte TGF-β Titer im Liquor und Plasma von MS-Patienten gezeigt haben. Insgesamt existieren 3 hochgradig homologe Isoformen (TGF-$β_{1-3}$), die sich jedoch in ihrer biologischen Aktivität unterscheiden. Als Grundregel gilt, dass TGF-β auf Zellen mesenchymaler Herkunft stimulatorische Effekte, auf Zellen epithelialer oder neuroektodermaler Herkunft hemmende Effekte ausübt.

Gen-Assoziations-Studien mit zwei unterschiedlichen polymorphischen Mikrosatellitenmarkern für TGF-$β_1$ und TGF-$β_2$ an 151 Patienten mit schubförmiger oder sekundär-progredienter MS, 104 Patienten mit primär-progredienter MS und 159 Kontroll-Personen konnten keinen Einfluss dieser Loci auf die MS-Suszeptibilität darlegen (McDonnell et al. 1999), zumindest in der untersuchten irischen Population. Die gleiche Studie, welche bereits keine Kopplung für IFN-γ nachweisen konnte, berichtet ebenfalls von einer fehlenden Kopplung für beide TGF-β-Isoformen (He et al. 1998).

Bisher wurde eine offene Dosiseskalations- und Toxizitätsstudie mit TGF-$β_2$ an 11 Patienten mit chronisch-progredienter MS durchgeführt (Calabresi et al. 1998). Der durchschnittliche EDSS der Studien-Population war mit 7,5 sehr hoch, das Durchschnittsalter lag bei 44,5 Jahren und die Patienten erhielten 0,2, 0,6 oder 2,0 µg/kg TGF-$β_2$ i.v. 3 mal wöchentlich über insgesamt 4 Wochen. Bei 5 Patienten konnte während des Studienzeitraums eine Erhöhung des TGF-$β_2$-Spiegels im Liquor festgestellt werden, bei 2 Patienten ein Absinken und bei den restlichen Patienten war TGF-$β_2$ im Liquor nicht nachweisbar. In Übereinstimmung mit der Beobachtung, dass TGF-$β_2$ die Migration von Zellen ins ZNS unterdrückt, wurden bei der Studienpopulation während des Behandlungszeitraums signifikant weniger Zellen im Liquor gefunden. Ein Effekt der Behandlung mit TGF-$β_2$ auf die Krankheitsprogredienz oder ZNS-Läsionen konnte nicht gezeigt werden. Da es jedoch, konsistent mit der vorbekannten Nephrotoxizität, bei 5 Patienten während der Studiendauer zu einem reversiblen Abfall der glomerulären Filtrationsrate kam, kommen die Autoren zu dem Schluss, eventuelle zukünftige Studien mit TGF-$β_2$ unter erhöhter Vorsicht durchzuführen.

2.2.7. Interleukin-4

IL-4 ist eines der wichtigsten antiinflammatorischen Zytokine. Beim Menschen liegt das Gen für IL-4 auf Chromosom 5. Eine erst kürzlich durchgeführte Studie konnte zeigen, dass möglicherweise die so genannte "R551" Variante des IL-4-Rezeptors (IL-4R) eine Rolle bei der Prädisposition zur primär chronisch-progredienten MS spielt, jedoch konnte ein genereller Effekt des IL-4R auf die MS-Suszeptibilität nicht gezeigt werden (Hackstein et al. 2001).

Zahlreiche Studien, welche das Expressions-Niveau von IL-4 in PBMC untersucht haben, gelangten zu den unterschiedlichsten Ergebnissen, je nachdem ob die Zellen mit Mitogen oder Antigen stimuliert wurden, so dass hier eine Aussage bzgl. der Beteiligung von IL-4 bei der Immunpathogenese der MS bislang nicht möglich ist.

2.2.8. Interleukin-10

IL-10 ist ebenfalls ein antiinflammatorisches Zytokin und wird von Makrophagen und Th2-Zellen sezerniert. Auch bei IL-10 ist eine pleiotrope Wirksamkeit, vor allem auf und durch Zellen des menschlichen Immunsystems, beobachtet worden. IL-10 hemmt die Expression proinflammatorischer Zytokine durch Th1-Zellen und Makrophagen, gleichzeitig stimuliert es die Expression von MHC-II auf B-Zellen und unterdrückt die MHC-II Expression auf Monozyten. In B-Zellen, welche via ihrem Antigen-Rezeptor oder CD40 aktiviert worden sind, induziert es die Sekretion von IgG, IgA und IgM, wobei es von einem anderen Th2-Zytokin, IL-4, unterstützt wird. Insgesamt wird die Th2-Antwort von IL-10 via Rückkopplungsmechanismus stimuliert, womit diesem Zytokin offenbar eine wichtige Rolle im Unterhalt eines antiinflammatorischen Milieus zukommt. Eine an mononukleären Zellen aus dem peripheren Blut (PBMC) von 29 Patienten mit schubförmiger MS durchgeführte Studie konnte bei 85 % der während des Studienzeitraums aufgetretenen Schüben (27 insgesamt) zeigen, dass klinischen Schüben eine Verringerung der IL-10-mRNA in PBMC vorausging (Rieckmann et al. 1995).

Bisher wurde lediglich eine Verträglichkeits-Studie mit IL-10 bei Gesunden durchgeführt (Chernoff et al. 1995). Siebzehn gesunde Freiwillige erhielten per i.v. Bolus-Injektion entweder 1, 10, 25 µg/kg IL-10 oder Plazebo. T-Zell-Proliferation und Zytokin-Sekretionsmuster wurden vor der Injektion, bzw. 3, 6, 24 und 48 Stunden danach analysiert. Es war eine Neutrophilie und Monozytose mit Maximum 6 Stunden nach Injektion zu beobachten, jedoch fielen nach 3 und 6 Stunden die Lymphozyten, unter anderem auch CD4+ und CD8+ T-Zellen, um ca. 25 % ab. Insgesamt war die T-Zell-Stimulierbarkeit in den beiden höher dosierten Gruppen um bis zu 50 % supprimiert. Die Endotoxin-stimulierte Sekretion von TNF-α und IL-1 in peripherem Blut wurde nach IL-10-Gabe ebenfalls dosisabhängig um 65-95 % reduziert. Weiterhin kam es zu - allerdings nicht allzu ausgeprägten - Nebenwirkungen wie Kopfschmerzen, Fieber und Myalgien.

Insgesamt schlossen die Autoren aus dieser Studie, dass die Anwendung von IL-10 beim Menschen einen T-Zell-inhibitorischen Effekt hat und auch sicher ist. Eine Studie mit IL-10 bei chronisch-progredienter MS wurde aus unveröffentlichten Gründen abgebrochen. Die Ergebnisse dieser Studie sind bisher ebenfalls nicht publiziert.

2.2.9. Interleukin-12

IL-12 ist ein proinflammatorisches Zytokin, welches von B-Zellen und Makrophagen produziert wird und NK-Zellen stimuliert sowie eine Th1-Differenzierung von CD4+ T-Zellen induziert. Eine Anzahl von Studien beschrieben erhöhte IL-12-Titer im Serum (Nicoletti et al. 1996) sowie eine T-Zell vermittelte Zunahme der IL-12-Sekretion (Balashov et al. 1997) bei Patienten mit chronisch progredienter MS im Vergleich zu Kontroll-Personen. Weiterhin wurde eine erhöhte mRNA-Expression der IL-12-Untereinheit p40 mit der Entwicklung neuer ZNS-Läsionen bei schubförmiger und progredienter MS in Verbindung gebracht, wobei bei schubförmiger MS eine erhöhte IL-12p40-mRNA-Expression klinischen Schüben vorausging (van Boxel-Dezaire et al. 1999). In der gleichen Studie wurde eine verringerte Expression von mRNA der anderen IL-12-Untereinheit (p35) festgestellt, wobei IL-12p35-mRNA bei schubförmiger MS sogar noch niedriger war als bei progredienter MS. In wie weit diese Diskrepanz auf der Tatsache beruht, dass p40 auch von IL-23, was wie IL-12 die Produktion von IFN-γ stimuliert, als Untereinheit benutzt wird, bleibt unklar. IL-12 muss für die Entfaltung seiner biologischen Aktivität als Heterodimer aus p35 und p40 zusammengesetzt sein, allerdings kann p40 alleine *in vitro* auch die Wirkung von IL-12 antagonisieren (Ling et al. 1995).

2.3. Einfluss immunmodulatorischer oder -suppressiver MS-Therapien auf die Zytokin-Homöostase

2.3.1. Mitoxantron

Das Zytostatikum Mitoxantron gehört wie Adriamycin und Daunorubicin zu der Klasse der Anthracenedione und wird alleine oder in Kombination mit anderen anti-neoplastischen Medikamenten unter anderem in der Behandlung des Prostata- und Mammakarzinoms, der akuten Leukämie im Erwachsenenalter, der chronisch-lymphatischen Leukämie und auch von Non-Hodgkin-Lymphomen eingesetzt. Aufgrund mehrerer prospektiver Studien wurde kürzlich Mitoxantron zur Behandlung der sekundär-progredienten MS und sich rasch verschlechternder schubförmig-progredienter Verläufe in einigen Ländern (Deutschland, Schweiz, USA) zugelassen. Insgesamt ist Mitoxantron bzgl. des Nebenwirkungsspektrums günstiger als z.B. Daunorubicin einzuschätzen. Dennoch besteht ein erhebliches kardiotoxisches Risiko, welches gerade bei der Behandlung von jüngeren MS-Patienten zu einer strengen Indikationsstellung führt.

Mitoxantron interkaliert durch Wasserstoffbindungen in die DNA und bewirkt durch eine Interaktion mit der DNA-Topoisomerase-2 DNA-Doppel- und Einzelstrangbrüche und hemmt auf diese Weise die Nukleinsäuresynthese, sowohl während der Replikation als auch der Translation. Bei der MS wird angenommen, dass der positive klinische Effekt durch die Wirkung von Mitoxantron als Breitspektrum-Immunsuppressivum vermittelt wird. So konnte gezeigt werden, dass Mitoxantron vornehmlich auf CD4+ T-Zellen, B-Zellen und Makrophagen wirkt. *In vitro* führt Mitoxantron zu einer verminderten Antigen-Präsentation und hemmt die Sekretion von Zytokinen wie IFN-γ, TNF-α, und IL-2.

2.3.2. Interferon-β

☞ Kap. 4.

2.3.3. Glatirameracetat (GA, Copolymer-1)

GA ist ein synthetisches, heterogenes Oligopeptidgemisch, das aus den Aminosäuren L-Alanin, L-Glutamat, L-Lysin und L-Tyrosin im molaren Verhältnis von 4,6:1,5:3,6:1,0 zusammengesetzt ist. In den durchgeführten Studien wurde GA in einmal täglich s.c. applizierter Form generell gut vertragen, es traten jedoch kurzdauernde reversible kardiopulmonale Nebenwirkungen ohne klinische Relevanz sowie subkutane Verhärtungen (Lipodystrophie) auf. GA führt, wie IFN-β, zur Schubreduktion, ist zur Behandlung der schubförmigen MS zugelassen und wird klinisch entsprechend der ursprünglichen Therapiestudie vornehmlich während früher, milder Erkrankungsphasen eingesetzt.

Die biologische Wirksamkeit von GA unterscheidet sich grundlegend von der des IFN-β. So konnte gezeigt werden, dass GA ungeachtet der HLA-Restriktion an MHC-II-Moleküle bindet (Fridkis-Hareli und Stromiger 1998), und somit die Neubindung von ZNS-Antigenen hemmt sowie die bereits gebundenen von MHC-II-Molekülen verdrängt. GA interferiert also mit der Interaktion zwischen T-Zell-Rezeptor und dem Antigen-präsentierenden Komplex. Insgesamt induziert GA eine Verschiebung des Th-Gleichgewichts auf die "Th2-Seite", was anhand erhöhter IL-10-Titer im Serum und reduzierter TNF-α-mRNA in Blut-Lymphozyten, aber auch an GA-reaktiven T-Zell-Linien während der GA-Therapie nachgewiesen werden konnte (Übersicht bei Neuhaus et al. 2001). Kernspintomografische Studien deuten daraufhin, dass die vollständige Wirkung von GA erst nach einigen Therapiemonaten eintritt.

2.3.4. Veränderte Peptidliganden (Altered Peptide Ligands, APL)

APL sind Peptide, welche immunodominanten Epitopen von Autoantigenen ähneln. Durch eine geringgradige Modifizierung der Peptidsequenz sind APL zwar weiterhin imstande an T-Zell-Rezeptoren zu binden, hemmen aber dadurch die Bindung des eigentlichen, immunogenen Peptids und/oder bewirken eine inkomplette, zur Apoptose führende T-Zell-Aktivierung.

Eine Phase I-Studie untersuchte die Wirksamkeit eines APL eines immundominanten Epitops des Myelin Basischen Protein (MBP) in einer multinationalen, multi-zentrischen Phase I-Studie im Vergleich zu Plazebo. Insgesamt 142 Patienten wurden in eine von drei Behandlungsgruppen (5, 20 oder 50 mg APL/Woche per subkutaner Injektion) oder in die Plazebo-Gruppe randomisiert. Bei insgesamt 9 % aller APL-behandelten Patienten kam es während des Studienzeitraums zu allergischen Reaktionen, weshalb die Studie von einem Sicherheitsausschuss beendet wurde. Insgesamt wurde bei den Patienten mit allergischen Nebenwirkungen allerdings keine klinische Verschlechterung oder das Auftreten neuer Gadoliniumaufnehmender Läsionen beobachtet. Anti-APL-Antikörper (IgG), welche auch an das ursprüngliche MBP-Peptid, jedoch nicht an das native MBP-Protein binden, waren bei allen Patienten mit allergischen Reaktionen im Serum nachweisbar. Die Stimulation peripherer Blut-Lymphozyten mit dem APL zeigte, dass eine T-Helfer-Antwort vom Th2-Typ mit Sekretion von IL-5 und IL-13 induziert worden war (Kappos et al. 2000). Generell werden Th2-Antworten als antiinflammatorisch angesehen, doch ist auch hier die Spezifität der Immunantwort der entscheidende Faktor.

Wie zuvor beschrieben, kann auch die Th2-Immundeviation der Immunantwort gegen ein ZNS-Antigen schwerwiegende Folgen haben (Genain et al. 1996). In einer anderen, kleinen Studie konnte mit einem MBP-verwandten APL eine Zunahme von Kontrastmittel-aufnehmenden Läsionen beobachtet werden (Bielekova et al. 2000). In diesem Zusammenhang ist zu erwähnen, dass bisher im Tierversuch keine demyelinisierende Wirkung von anti-MBP-Antikörpern nachgewiesen werden konnte. Somit ist es nicht klar, ob die von Bielekova et al. (2000) beobachtete Zunahme von Läsionen unter APL-Therapie auf einer T_H2 unterstützten humoralen Antwort oder auf einer EAE-artigen, aktiven Immunisierung mit einem MPB-ähnlichen Peptid beruht.

Nichtsdestotrotz sollen diese Ergebnisse zur Vorsicht mahnen, insbesondere wenn ein APL eingesetzt werden soll, das in der Zusammensetzung einem Myelin-Protein ähnelt, dessen Bedeutung als Ziel potenziell destruktiver Immunantworten bei der MS nicht zur Genüge geklärt ist.

2.4. Zusammenfassung

Die in diesem Kapitel diskutierten Daten untermauern die weitreichende Komplexität der MS, sowohl in Anbetracht der fehlgeschlagenen Therapieversuche als auch der Auswirkungen bereits zugelassener MS-Medikamente auf die Zytokin-Homöostase. Generell scheint das Prinzip der Th2-Verschiebung eine gewisse Wirksamkeit bei der Behandlung dieser Erkrankung zu zeigen, wie aufgrund umfangreicher tierexperimenteller Daten zu erwarten war. Dennoch sind die derzeit verfügbaren Therapieformen nicht in allen Fällen der verschiedenen Verlaufsformen (z.B. schubförmig, progredient, usw.) wirksam und zeigen auch innerhalb der Verlaufsformen große Wirkunterschiede. Somit erweist sich erneut die Heterogenität der MS-Erkrankung als "Stolperstein" und wird sicherlich in Zukunft dazu führen, Patienten innerhalb von Studiengruppen noch genauer aufeinander abzustimmen. Es wird also nicht genügen, nur den klinischen Verlauf zur Einteilung in Studiengruppen heranzuziehen, vielmehr werden andere Parameter hinzugezogen werden müssen. So wäre es durchaus denkbar, dass die prätherapeutische Analyse von Zytokinmustern und anderen Biomarkern in Zukunft bei der weiteren Unterteilung der MS-Gruppen hilfreich sein kann.

2.5. Literatur

The Lenercept Multiple Sclerosis Study Group and The University of British Columbia MS/MRI Analysis Group 1999. "TNF neutralization in MS: results of a randomized, placebo-controlled multicenter study. " Neurology 53(3): 457-65.

Allegretta, M., J. A. Nicklas, et al. 1990. "T cells responsive to myelin basic protein in patients with multiple sclerosis." Science 247(4943): 718-21.

Babbe, H., A. Roers, et al. 2000. "Clonal expansions of CD8(+) T cells dominate the T cell infiltrate in active multiple sclerosis lesions as shown by micromanipulation and single cell polymerase chain reaction." J Exp Med 192(3): 393-404.

Balashov, K. E., J. B. Rottman, et al. 1999. "CCR5(+) and CXCR3(+) T cells are increased in multiple sclerosis and their ligands MIP-1alpha and IP-10 are expressed in demyelinating brain lesions." Proc Natl Acad Sci U S A 96(12): 6873-8.

Balashov, K. E., D. R. Smith, et al. 1997. "Increased interleukin 12 production in progressive multiple sclerosis: induction by activated CD4+ T cells via CD40 ligand." Proc Natl Acad Sci U S A 94(2): 599-603.

Baranzini, S. E., C. Elfstrom, et al. 2000. "Transcriptional analysis of multiple sclerosis brain lesions reveals a complex pattern of cytokine expression." J Immunol 165(11): 6576-82.

Ben-Nun, A., H. Wekerle & I.R. Cohen 1981. 'The rapid isolation of clonable antigen-specific T lymphocyte lines capable of mediating autoimmune encephalomyelitis.' Eur J Immunol 11(13): 195-9.

Bever, C. T., Jr., H. S. Panitch, et al. 1991. "Gamma-interferon induction in patients with chronic progressive MS." Neurology 41(7): 1124-7.

Bielekova, B., B. Goodwin, et al. 2000. "Encephalitogenic potential of the myelin basic protein peptide (amino acids 83-99) in multiple sclerosis: results of a phase II clinical trial with an altered peptide ligand." Nat Med 6(10): 1167-75.

Calabresi, P. A., N. S. Fields, et al. 1998. "Phase 1 trial of transforming growth factor beta 2 in chronic progressive MS." Neurology 51(1): 289-92.

Chernoff, A. E., E. V. Granowitz, et al. 1995. "A randomized, controlled trial of IL-10 in humans. Inhibition of inflammatory cytokine production and immune responses." J Immunol 154(10): 5492-9.

Debruyne, J., J. Philippe, et al. 1998. "Relapse markers in multiple sclerosis: are in vitro cytokine production changes reflected by circulatory T-cell phenotype alterations?" Mult Scler 4(3): 193-7.

Dettke, M., P. Scheidt, et al. 1997. "Correlation between interferon production and clinical disease activity in patients with multiple sclerosis." J Clin Immunol 17(4): 293-300.

Fridkis-Hareli, M. and J. L. Strominger. 1998. "Promiscuous binding of synthetic copolymer 1 to purified HLA-DR molecules." J Immunol 160(9): 4386-97.

Genain, C. P., K. Abel, et al. 1996. "Late complications of immune deviation therapy in a non human primate." Science 274: 2054-2057.

Genain, C. P., B. Cannella, et al. 1999. "Identification of autoantibodies associated with myelin damage in multiple sclerosis." Nat Med 5(2): 170-5.

Giedraitis, V., B. He, et al. 2001. "Cloning and mutation analysis of the human IL-18 promoter: a possible role of polymorphisms in expression regulation." J Neuroimmunol 112(1-2): 146-52.

Goebels, N., H. Hofstetter, et al. 2000. 'Repertoire dynamics of autoreactive T cells in multiple sclerosis patients and healthy subjects: epitope spreading versus clonal persistence.' Brain 123: 508-18.

Goodin, D. S., G. C. Ebers, et al. 1999. "The relationship of MS to physical trauma and psychological stress: report of the Therapeutics and Technology Assessment Subcommittee of the American Academy of Neurology." Neurology 52(9): 1737-45.

Hackstein, H., A. Bitsch, et al. 2001. "Analysis of interleukin-4 receptor alpha chain variants in multiple sclerosis." J Neuroimmunol 113(2): 240-8.

Hauser, S. L., T. H. Doolittle, et al. 1990. "Cytokine accumulations in CSF of multiple sclerosis patients: frequent detection of interleukin-1 and tumor necrosis factor but not interleukin-6." Neurology 40(11): 1735-9.

He, B., C. Xu, et al. 1998. "Linkage and association analysis of genes encoding cytokines and myelin proteins in multiple sclerosis." J Neuroimmunol 86(1): 13-9.

Hofman, F. M., D. R. Hinton, et al. 1989. "Tumor necrosis factor identified in multiple sclerosis brain." J Exp Med 170(2): 607-12.

Iglesias, A., J. Bauer, et al. 2001. 'T- and B-cell responses to myelin oligodendrocyte glycoprotein in experimental autoimmune encephalomyelitis and multiple sclerosis.' Glia 36(2): 220-34.

Jacobsen, M., S. Cepok et al. 2002. 'Oligoclonal expansion of memory CD8+ T cells in cerebrospinal fluid of MS patients.' Brain 125: 538-50.

Joshi, N., K. Usuku, et al. 1993. "The T-cell response to myelin basic protein in familial multiple sclerosis: diversity of fine specificity, restricting elements, and T-cell receptor usage." Ann Neurol 34(3): 385-93.

Kantarci, O. H., E. J. Atkinson, et al. 2000. "Association of two variants in IL-1beta and IL-1 receptor antagonist genes with multiple sclerosis." J Neuroimmunol 106(1-2): 220-7.

Kappos, L., G. Comi, et al. 2000. "Induction of a non-encephalitogenic type 2 T helper-cell autoimmune response in multiple sclerosis after administration of an altered peptide ligand in a placebo-controlled, randomized phase II trial. The Altered Peptide Ligand in Relapsing MS Study Group." Nat Med 6(10): 1176-82.

Koehler, N. K., C. P. Genain, et al. 2002. "The human T cell response to myelin oligodendrocyte glycoprotein: a multiple sclerosis family-based study." J Immunol 168(11): 5920-7.

Ling, P., M. K. Gately, et al. 1995. "Human IL-12 p40 homodimer binds to the IL-12 receptor but does not mediate biologic activity." J Immunol 154(1): 116-27.

Liu, J., M. W. Marino, et al. 1998. "TNF is a potent anti-inflammatory cytokine in autoimmune-mediated demyelination." Nat Med 4(1): 78-83.

Lucchinetti, C., W. Bruck, et al. 2000. "Heterogeneity of multiple sclerosis lesions: implications for the pathogenesis of demyelination." Ann Neurol 47(6): 707-17.

Maimone, D., S. Gregory, et al. 1991. "Cytokine levels in the cerebrospinal fluid and serum of patients with multiple sclerosis." J Neuroimmunol 32(1): 67-74.

Maimone, D., G. C. Guazzi, et al. 1997. "IL-6 detection in multiple sclerosis brain." J Neurol Sci 146(1): 59-65.

McDonnell, G. V., C. W. Kirk, et al. 1999. "Lack of association of transforming growth factor (TGF)-beta 1 and beta 2 gene polymorphisms with multiple sclerosis (MS) in Northern Ireland." Mult Scler 5(2): 105-9.

McDonnell, G. V., C. W. Kirk, et al. 2000. "An evaluation of interleukin genes fails to identify clear susceptibility loci for multiple sclerosis." J Neurol Sci 176(1): 4-12.

Meinl, E., F. Weber, et al. 1993. 'Myelin basic protein-specific T lymphocyte repertoire in multiple sclerosis: Complexity of the response and dominance of nested epitopes due to recruitment of multiple T cell clones.' J Clin Invest 92: 2633-2643.

Navikas, V., D. Matusevicius, et al. 1996. "Increased interleukin-6 mRNA expression in blood and cerebrospinal fluid mononuclear cells in multiple sclerosis." J Neuroimmunol 64(1): 63-9.

Neuhaus, O., C. Farina, et al. 2001. "Mechanisms of action of glatiramer acetate in multiple sclerosis." Neurology 56(6): 702-8.

Neumann, H., I. M. Medana, et al. 2002. "Cytotoxic T lymphocytes in autoimmune and degenerative CNS diseases." Trends Neurosci 25(6): 313-9.

Nicoletti, F., F. Patti, et al. 1996. "Elevated serum levels of interleukin-12 in chronic progressive multiple sclerosis." J Neuroimmunol 70(1): 87-90.

Olsson, T., W. W. Zhi, et al. 1990. "Autoreactive T lymphocytes in multiple sclerosis determined by antigen-induced secretion of interferon-gamma." J Clin Invest 86(3): 981-5.

Ota, K., M. Matsui, et al. 1990. "T-cell recognition of an immunodominant myelin basic protein epitope in multiple sclerosis." Nature 346(6280): 183-7.

Panitch, H. S., R. L. Hirsch, et al. 1987. "Exacerbations of multiple sclerosis in patients treated with gamma interferon." Lancet 1(8538): 893-5.

Paterson, P. Y. 1960. "Transfer of allergic encephalomyelitis in rats by means of lymph node cells." J Exp Med 111: 119-135.

Petereit, H. F., N. Richter, et al. 2000. "Interferon gamma production in blood lymphocytes correlates with disability score in multiple sclerosis patients." Mult Scler 6(1): 19-23.

Pettinelli, C. B. and D. E. McFarlin. 1981. "Adoptive transfer of experimental allergic encephalomyelitis in SJL/J mice after in vitro activation of lymph node cells by myelin basic protein: requirement for Lyt 1+ 2- T lymphocytes." J Immunol 127(4): 1420-3.

Rieckmann, P., M. Albrecht, et al. 1995. "Tumor necrosis factor-alpha messenger RNA expression in patients with relapsing-remitting multiple sclerosis is associated with disease activity." Ann Neurol 37(1): 82-8.

Scholz, C., K. T. Patton, et al. 1998. "Expansion of autoreactive T cells in multiple sclerosis is independent of exogenous B7 costimulation." J Immunol 160(3): 1532-8.

Schonrock, L. M., G. Gawlowski, et al. 2000. "Interleukin-6 expression in human multiple sclerosis lesions." Neurosci Lett 294(1): 45-8.

Sciacca, F. L., N. Canal, et al. 2000. "Induction of IL-1 receptor antagonist by interferon beta: implication for the treatment of multiple sclerosis." J Neurovirol 6 Suppl 2: S33-7.

Selmaj, K. and C. S. Raine. 1988. "Tumor necrosis factor mediates myelin damage in organotypic cultures of nervous tissue." Ann N Y Acad Sci 540: 568-70.

Selmaj, K., C. S. Raine, et al. 1991. "Identification of lymphotoxin and tumor necrosis factor in multiple sclerosis lesions." J Clin Invest 87(3): 949-54.

Sethna, M. P. and L. A. Lampson. 1991. "Immune modulation within the brain: recruitment of inflammatory cells and increased major histocompatibility antigen expression following intracerebral injection of interferon-gamma." J Neuroimmunol 34(2-3): 121-32.

Skulina, C., S. Schmidt et al. 2004. 'Multiple sclerosis: Brain infiltrating CD8+ T cells persist as clonal expansions in the cerebrospinal fluid and blood.' Proc Natl Acad Sci U S A 101: 2428-2433.

Storch, M. K., S. Piddlesden, et al. 1998. "Multiple sclerosis: in situ evidence for antibody- and complement- mediated demyelination." Ann Neurol 43(4): 465-71.

Suvannavejh, G. C., H. O. Lee, et al. 2000. "Divergent roles for p55 and p75 tumor necrosis factor receptors in the pathogenesis of MOG(35-55)-induced experimental autoimmune encephalomyelitis." Cell Immunol 205(1): 24-33.

van Boxel-Dezaire, A. H., S. C. Hoff, et al. 1999. "Decreased interleukin-10 and increased interleukin-12p40 mRNA are associated with disease activity and characterize different disease stages in multiple sclerosis." Ann Neurol 45(6): 695-703.

van Oosten, B. W., F. Barkhof, et al. 1996. "Increased MRI activity and immune activation in two multiple sclerosis patients treated with the monoclonal anti-tumor necrosis factor antibody cA2." Neurology 47(6): 1531-4.

Vass, K. and H. Lassmann. 1990. "Intrathecal application of interferon gamma. Progressive appearance of MHC antigens within the rat nervous system." Am J Pathol 137(4): 789-800.

von Büdingen, H.-C., N. Tanuma, et al. 2001. "Immune Responses Against The Myelin/Oligodendrocyte Glycoprotein In Experimental Autoimmune Demyelination." J Clin Immuol 21(3): 155-70.

Voorthuis, J. A., B. M. Uitdehaag, et al. 1990. "Suppression of experimental allergic encephalomyelitis by intraventricular administration of interferon-gamma in Lewis rats." Clin Exp Immunol 81(2): 183-8.

Wandinger, K. P., K. Wessel, et al. 1998. "Effect of high-dose methylprednisolone administration on immune functions in multiple sclerosis patients." Acta Neurol Scand 97(6): 359-65.

Wansen, K., T. Pastinen, et al. 1997. "Immune system genes in multiple sclerosis: genetic association and linkage analyses on TCR beta, IGH, IFN-gamma and IL-1ra/IL-1 beta loci." J Neuroimmunol 79(1): 29-36.

Zamvil, S. S., D. J. Mitchell, et al. 1986. "T-cell epitope of the autoantigen myelin basic protein that induces encephalomyelitis." Nature 324(6094): 258-60.

Zhang, J., S. Markovic-Plese, et al. 1994. "Increased frequency of interleukin 2-responsive T cells specific for myelin basic protein and proteolipid protein in peripheral blood and cerebrospinal fluid of patients with multiple sclerosis." J Exp Med 179(3): 973-84.

Zytokine bei der Experimentellen Allergischen Enzephalomyelitis

3. Zytokine bei der Experimentellen Allergischen Enzephalomyelitis

3.1. Gemeinsamkeiten und Unterschiede EAE/MS

Die experimentelle allergische (oder autoimmune) Enzephalomyelitis (EAE) ist aufgrund einiger wesentlicher Gemeinsamkeiten ein seit vielen Jahren etabliertes Tiermodell für humane entzündlich-demyelinisierende Erkrankungen wie die Multiple Sklerose und die akute demyelinisierende Enzephalomyelitis (ADEM). Neben klinischen Symptomen wie Parese und Ataxie, Unterteilung in akute, chronische und schubförmige Verlaufsformen und histopathologischen Veränderungen wie entzündliche Infiltrate teilen sie sich ebenso pathogenetische Aspekte. Neben dem ZNS als gemeinsamem Ziel der Autoimmunreaktion, spielen bei beiden Erkrankungen bestimmte, gegen Bestandteile der Myelinschicht gerichtete T-Zellen und Antikörper, ebenso wie Adhäsionsmoleküle und Metalloproteinasen bei Durchbrechung der Blut-Hirn-Schranke, sowie verschiedene zytotoxische Zytokine eine wichtige Rolle. Wie bei der MS gibt es in der EAE bestimmte Faktoren, die für die Entwicklung der Erkrankung prädispositionieren. So ist das Erkrankungsrisiko weiblicher Tiere deutlich höher und entspricht somit der Geschlechterverteilung in der MS (w:m = 2:1). Weiterhin ist neben dem Alter der genetische Hintergrund der Tiere und insbesondere der MHC-Komplex entscheidend. Im Liquor erkrankter Tiere sind zudem T-Zellantwort und Antikörper gegen verschiedene Myelinproteine nachzuweisen. Histopathologisch gibt es bei der chronisch schubförmigen EAE neben der primär demyelinisierenden Komponente Hinweise für eine axonale Schädigung, die nicht nur im Tiermodell für eine bleibende klinische Beeinträchtigung verantwortlich ist.

Die EAE ist der Prototyp einer CD4+ Th1-vermittelten Autoimmunerkrankung, jedoch können auch Myelin-reaktive CD8+ T-Zellen eine entzündliche Demyelinisierung vermitteln. Th2-Lymphozyten sind hingegen nur in Tieren mit einer T-Zell-Defizienz in der Lage eine EAE auszulösen. Mikroglia und perivaskuläre Makrophagen fungieren vermutlich während der Effektorphase als Antigen-präsentierende Zellen. Die von den Th1-Zellen sezernierten proinflammatorischen Zytokine scheinen bei Initiierung und Aufrechterhaltung des entzündlichen Prozesses eine wichtige Rolle zu spielen. Die MS-ähnliche, prolongiert schubförmig verlaufende EAE ist vermutlich mit anhaltender Synthese proinflammatorischer, sowie niedriger bis fehlender Produktion antiinflammatorischer, immunregulierender Zytokine assoziiert.

■ Auslösen der EAE

Die Induktion einer EAE ist in vielen Spezies möglich und erfolgt durch experimentelle Aktivierung ZNS-spezifischer Th1-Zellen. Dies geschieht entweder durch Injektion eines geeigneten Antigens in Emulsion mit Freundschen Adjuvans (aktive Immunisierung) oder durch den Transfer *in vitro* aktivierter, gegen ein Autoantigen gerichteter T-Zellen (adoptiver Transfer).

■ Aktiv induzierte EAE

Diese Form der EAE ist Folge einer CD4-vermittelten Immunreaktion gegen das jeweils zur Immunisierung verwendete Antigen. Dieses entstammt z.B. einem kruden Rückenmarkhomogenisat, Proteinen aus Myelin oder Proteinen aus Oligodendrozyten, den Myelin-produzierenden Zellen des ZNS. Auch bestimmte Peptide der genannten Proteine haben sich als geeignet erwiesen. Die Immunisierung mit diesen Proteinen erfolgt in geeignetem Adjuvans, z.B. dem komplettem Freundschen Adjuvans, einer Emulsion, die aus Paraffinöl und abgetöteten Mykobakterien hergestellt wird und die Immunreaktion verstärkt.

■ Adoptiver Transfer von EAE

Hier wird durch den Transfer von spezifisch gegen ein Myelin-Antigen (z.B. MBP, MOG, PLP) gerichteten CD 4+ T-Zellen in naive, syngene Empfängertiere eine EAE ausgelöst. Um diese Zellen zu generieren, werden Tieren, die mit dem spezifischen Protein immunisiert worden sind, die drainierenden Lymphknoten entnommen. Die darin enthaltenden Immunzellen werden suspendiert und *in vitro* zu einer spezifischen CD4+ T-Zell-

Linie expandiert. Die in Anwesenheit Antigenpräsentierender Zellen (APC) sowie dem entsprechenden Antigen kultivierten und expandierten T-Zellen werden dann intravenös in naive, nichtimmunisierte Empfängertiere transferiert und lösen in diesen Tieren eine EAE aus, deren Inzidenz und Schwere wesentlich von der Anzahl und dem Aktivierungszustand der transferierten T-Zellen abhängt. Diese Form der EAE bietet den Vorteil, dass der Effektormechanismus unabhängig von Immunisierungsartefakten beobachtet werden kann. Der Verlauf der Erkrankung ist besser synchronisiert als bei der aktiv induzierten EAE und deshalb werden für statistisch signifikante Ergebnisse deutlich geringere Fallzahlen benötigt. Zudem konnten durch Proliferationsstudien dieser T-Zelllinien *in vitro* die relevanten, enzephalitogenen Epitope der Myelinproteine identifiziert werden sowie diese Zellen *in vitro* vor dem Transfer in die naiven Tiere manipuliert werden. Nicht zuletzt dienen diese T-Zellen dazu, das Sekretionsmuster proinflammatorischer Zytokine und Chemokine *in vitro* genauer bestimmen zu können und neue Hinweise über das Zusammenspiel der Zellen bei Autoimmunerkrankungen zu gewinnen.

Das erste verwendete enzephalitogene Protein war die Hauptkomponente des Myelins, das Myelin basische Protein (**MBP**). Immunisierung von Ratten mit MBP in komplettem Freundschen Adjuvans führt in den betroffenen Tieren zu einer von kaudal nach kranial aufsteigenden Parese, die initial die Schwanzmuskulatur betreffend bis zur Tetraplegie führen kann. Dieses akute, schwere Krankheitsbild remittiert in der Regel nach einiger Zeit komplett oder inkomplett und ähnelt klinisch der akuten disseminierten Leukenzephalopathie (ADEM). Histologisch imponiert bei der MBP-induzierten EAE der Ratte ein entzündlich infiltriertes ZNS ohne wesentliche Demyelinisierung. Durch Verwendung anderer Spezies sowie anderer Antigene kann dieses Modell modifiziert und eine chronische Erkrankung induziert werden. Andere "enzephalitogene" Proteine sind beispielsweise Proteolipid Protein (**PLP**), das in der Dark Agouti (DA)-, weniger jedoch in der Lewis-Ratte hohes enzephalitogenes Potential besitzt, Myelin-assoziiertes Glykoprotein (**MAG**), Myelin Oligodendrozyten Basisches Protein (**MOBP**), Myelin Oligodendrozyten Glykoprotein (**MOG**), S100β und Gliales Fibrillary Acid Protein (**GFAP**).

Die Immunisierung mit **MOG**, das quantitativ einen äußerst geringen Teil (etwa 0,05 %) der Myelinproteine ausmacht, jedoch aufgrund seiner exponierten Lokalisation in der äußersten Lamelle der Myelinscheide immunologisch bedeutsam wird, resultiert in einer ausgeprägten Demyelinisierung. Die MOG-induzierte EAE ist bislang das der Multiplen Sklerose ähnlichste Tiermodell. Die Pathologie wird dabei im wesentlichen durch zwei synergistische Effektormechanismen vermittelt: Th1-T-Zellen induzieren eine akute Entzündungsreaktion im ZNS, die eine Zerstörung der Blut-Hirn-Schranke beinhaltet, den Eintritt verschiedener Immunkomponenten ins ZNS ermöglicht und für den ersten Krankheitsschub der Tiere verantwortlich ist. Die Demyelinisierung selbst wird jedoch durch MOG-spezifische Antikörper vermittelt, deren Bildung durch die Proteinimmunisierung induziert wird, und manifestiert sich klinisch in einem zweiten Schub. Dabei konnte gezeigt werden, dass allein der Kotransfer von anti-MOG-Antikörpern in MBP-immunisierten Tieren zu einer schweren Demyelinisierung führen kann. Voraussetzung für die demyelinisierende Wirkung der Antikörper ist eine vorherige Zerstö-

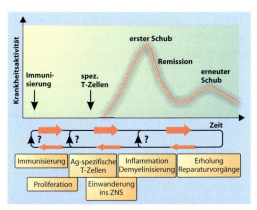

Abb. 3.1: Verschiedene Phasen einer EAE.

Verschiedene Autoantigene

In der EAE beeinflusst die Wahl des Zielantigens sowohl die Lokalisation als auch die histopathologische Zusammensetzung der Läsionen sowie die Schwere der klinischen Symptomatik. Die meisten dieser Krankheitsmodelle sind überwiegend oder ausschließlich T-Zell-vermittelt und werden nicht von Demyelinisierung begleitet.

rung der Blut-Hirn-Schranke, die aus der Th1-vermittelten Entzündungsreaktion resultiert. Einmal im ZNS angelangt, binden diese Antikörper an MOG, wodurch Komplementsystem und Antikörper-abhängige Zytotoxizität aktiviert werden. Daraus resultiert eine Zerstörung der Myelinschicht mit MS-ähnlicher Symptomatik, Pathologie und teilweise sogar schubförmigem Krankheitsverlauf. Zudem ist die MOG-EAE mit einem axonale Schaden in aktiven, inaktiven und remyelinisierenden Läsionen assoziiert und wiederum ein geeignetes Modell, um therapeutische Möglichkeiten der axonalen Protektion im Tiermodell zu testen.

Jedoch können auch nicht-ZNS-spezifische Proteine in der EAE als Autoantigene verwendet werden, wie beispielsweise das gliale Protein **S-100β**, das auch in Thymus und peripheren Nervensystem nachweisbar ist. Eine mit S-100β ausgelöste EAE betrifft insbesondere den Nervus opticus und repräsentiert somit relativ gut die frühen Erkrankungsstadien in der MS.

Obwohl mit allen oben genannten Proteinen eine der MS ähnliche Erkrankung im Tiermodell induziert werden kann und gegen all diese Proteine bei MS-Patienten Autoantikörper nachgewiesen wurden, konnte bisher für keines dieser Antigene gezeigt werden, dass es "das" oder auch nur eines mehrerer in der Pathogenese der MS-relevanter Autoantigene ist.

3.2. Verschiedene Modelle der EAE

■ CD4+ T-Zellen

Der Verlauf der experimentellen Erkrankung und die Ausprägung der Demyelinisierung ist in den verschiedenen Modellen sehr unterschiedlich ausgeprägt und variiert in Abhängigkeit vom verwendeten Antigen und dem genetischen Hintergrund des Empfängertieres. Bisher existiert kein Tiermodell, das alle Facetten der heterogenen Erkrankung MS in sich vereint, jedoch beleuchten die zahlreichen Varianten der EAE jeweils unterschiedliche Teilaspekte der MS. Intensität und Verlauf der Krankheit können über Art und Dosierung des Antigens sowie unterschiedliche Immunisierung modifiziert werden. Es konnten experimentelle Bedingungen identifiziert werden, unter deren Einfluss die EAE einen schubförmig-remittierenden Verlauf zeigt. So ist zum Beispiel die SJL-Maus vermutlich aufgrund ihres genetischen Hintergrundes hoch empfänglich für diese Verlaufsform. DA-Ratten entwickeln nach Immunisierung von homogenisiertem Rückenmark in Freundschem Adjuvans eine EAE mit protrahiert schubförmigem Verlauf mit histopathologisch relativ ausgeprägter Demyelinisierung, weshalb hier Mechanismen von Chronizität und Demyelinisierung besonders gut analysiert werden können. In aktiv mit MBP immunisierten Lewis Ratten verläuft die EAE hingegen akut monophasisch. Nur unter zusätzlicher immunpharmakologischer Therapie verläuft eine aktiv induzierte EAE in der Lewis-Ratte schubförmig. Das Krankheitsmaximum ist etwa zwei bis vier Tage nach Symptombeginn erreicht und kann bei stark betroffenen Tieren aufgrund ausgeprägter, mononukleär dominierter entzündlicher Infiltrate in Hirnstammarealen mit konsekutivem Ödem durchaus letal verlaufen. Histopathologisch dominieren in diesem Tiermodell Entzündung und axonaler Schaden, demyelinisierende Läsionen hingegen sind praktisch nicht nachweisbar und können in ausgeprägterem Maße erst durch einen Kotransfer von anti-MOG-Antikörpern induziert werden. Die Tiere erholen sich in der Regel spontan innerhalb von 5-7 Tagen von der EAE und sind dann gegen eine erneute Induktion einer EAE mit MBP resistent. Die Erholungsphase ist vor allem durch ausgeprägte Apoptose der inflammatorischen T-Zellen in den betroffenen Arealen gekennzeichnet. Lokalisiert ist diese Form der EAE, die durch CD4+ Zellen vermittelt wird, insbesondere in Rückenmark, Hirnstamm und Kleinhirn.

■ CD8+ T-Zellen

Dagegen vermitteln spezifisch gegen Myelinantigene gerichtete CD8+ Zellen eine EAE mit insbesondere in der weißen Substanz des Großhirns lokalisierten Läsionen, die weniger entzündlich zusammengesetzt sind, sondern eher durch ausgeprägten perivaskulären Zelltod und Demyelinisierung gekennzeichnet sind.

■ Antikörper

Das pathogene Potenzial von MOG-Antikörpern wurde bereits diskutiert. Jedoch konnte andererseits beobachtet werden, dass eine EAE bei B-Zelldefizienten Mäusen besonders schwer verläuft und in der Regel nicht remittiert. Für die fehlende Remission ist wahrscheinlich unter anderem die fehlende IL-10-Sekretion durch die B-Zellen entscheidend, die eine unregulierte proinflammatorische Th1-Antwort persistieren lässt.

3.3. Pathogenese der EAE

Zirkulierende CD 4+ Th1-Zellen, die durch lokale Antigenpräsentation nach der Immunisierung oder aber *in vitro* aktiviert und expandiert wurden, müssen auf ihrem Weg in das ZNS zunächst die Blut-Hirn-Schranke durchdringen, die eine hochselektive Barriere am Eingang des ZNS darstellt. Dabei binden die Myelin-spezifischen Th1-Zellen über das Adhäsionsmolekül VLA-4 *(very late antigen* 4), das sich auf der Oberfläche der Lymphozyten befindet, an das Adhäsionsmolekül VCAM 1 *(vascular cell adhesion molecule* 1), das auf den die Barriere bildenden Endothelzellen lokalisiert ist. Einmal im ZNS angekommen, können diese T-Zellen nun "ihr" Antigen wiedererkennen, wenn es über MHC-II durch Antigen präsentierende Zellen wie Makrophagen, Mikroglia oder Monozyten präsentiert wird. Diese Antigenerkennung führt zu einer weiteren Aktivierung autoaggressiver T-Zellen mit Freisetzung toxischer Mediatoren und Zytokine und konsekutiver IL-2-vermittelter klonaler Expansion dieser Zellen. In diesem Rahmen werden mononukleäre Zellen rekrutiert und die Blut-Hirn-Schranke weiter geöffnet, was nun auch Serumproteinen den Durchtritt erlaubt. Die Produktion verschiedener schädigender Faktoren während einer EAE trägt entscheidend mit dazu bei, dass die Entzündungsreaktion aufrechterhalten und eigenes Gewebe geschädigt wird. Die direkte Zerstörung des Myelins wird unter dem Einfluss regulatorischer CD4+ Zellen durch aktivierte Immunzellen vermittelt. Dies sind zum Beispiel Mikroglia, Makrophagen und CD8+ Zellen, aber auch die Beteiligung von Autoantikörpern ist möglich.

3.4. Histologie der EAE

Histologisches Korrelat der EAE sind entzündliche, periventrikulär und parenchymal lokalisierte Infiltrate, die im wesentlichen aus Mikroglia/Makrophagen, T-Lymphozyten (Antigen-spezifischen, wie auch unspezifischen CD 4+ und CD8+ T-Zellen) sowie reaktiver Astroglia bestehen. Die Ausprägung der charakteristischen Demyelinisierung ist vom verwendeten Antigen abhängig und bei Immunisierung mit MBP kaum, mit MOG besonders ausgeprägt nachweisbar. Zusätzlich kommt es zu einer im Verlauf der Erkrankung relativ frühen Verletzung der Blut-Hirn-Schranke und perivaskulären Infiltraten aus mononukleären Zellen, MHC-I- und -II-exprimierenden Zellen sowie Komplementablagerung. Der Gewebeschaden mit neuronalem Untergang und Axonverlust, Schädigung der Oligodendrozyten, Astrogliose sowie Remyelinisierung ergänzen im Verlauf das pathologische Bild.

3.5. EAE als Prüfmodell potenziell therapeutischer Substanzen für MS

Trotz wesentlicher gemeinsamer pathophysiologischer Aspekte von EAE und MS, muss man sich bedeutsamer Unterschiede in der Pathologie bewusst sein. Eine exakte Vorhersage über die Wirkung potenziell therapeutisch wirksamer Substanzen in der MS allein anhand der Beobachtungen im Tiermodell kann nicht getroffen werden, die Ergebnisse müssen mit äußerster Vorsicht behandelt und hinterfragt werden. Die limitierte Repräsentation der humanen Erkrankung durch die EAE zeigt sich insbesondere in einer Reihe von Behandlungsversuchen mit fehlender Wirksamkeit oder sogar krankheitsverschlimmernden Effekten bei MS-Patienten mit Substanzen, in die aufgrund ihres erfolgversprechend günstigen Einflusses auf die EAE große Erwartungen gesetzt worden waren (☞ Kap. 6.). So zeigten klinische Studien, dass eine Therapie mit IFN-γ, das im Tiermodell appliziert zu einer deutlichen Besserung der Lähmungen führt, die klinische Symptomatik bei den Patienten verschlechtert. Auch eine Inaktivierung von TNF-α durch neutralisierende Antikörper oder lösliche TNF-α-Rezeptoren konnte im Gegensatz zu der rheumatoiden Arthritis oder M. Crohn die klinische Symptomatik bei MS-Patienten nicht bessern, sondern verstärkte diese in den behandelten Patienten sogar. Die Ergebnisse dieser Versuche sind diskrepant zu den Befunden in der EAE, wo die Applikation dieser Substanzen zu einer deutlichen Besserung der Erkrankung führte.

Gemeinsamkeiten
Prädisponierende Faktoren
• weibliches Geschlecht
• jüngeres Erwachsenenalter
• Gen-assoziiertes Erkrankungsrisiko auf MHC- und nicht-MHC-Loci
Klinisches Bild
• Schübe und Remissionen
• Paresen
• Ataxie
• Sehstörungen
Histopathologische Veränderungen
• gegen Myelin-reaktive T-Zellen
• Antikörper gegen Myelinbestandteile
• Erhöhung von TNF-α und IFN-γ
• Beteiligung von α-Integrin und Komplement
• Demyelinisierung (abhängig von verwendetem Modell)
• axonaler Schaden (abhängig von verwendetem Modell)
MRT-Veränderungen
• T2-hyperintense Läsionen
• Gadoliniumaufnahme in akuten Läsionen
Immunologie
• Immunentzündliche T- und B-Zell-vermittelte Reaktion
Therapie
• IFN-β
• Copaxone (besserer Effekt in der EAE)

Tab. 3.1: Gemeinsamkeiten von EAE und MS.

Jedoch liefert das Modell der EAE wichtige Hinweise für die Entwicklung zukünftiger Therapiestrategien. Da in den entzündlichen Läsionen von MS-Patienten neben reaktiver, gegen Myelinproteine gerichteter CD4+ Zellen auch α4-Integrin, Matrixmetalloproteinasen, IL-6, TNF-α und IFN-γ detektiert werden konnten, waren Therapieversuche mit Antikörpern gegen diese Substanzen im Tiermodell die logische Konsequenz. In Therapiestudien an EAE-Tieren erwiesen sich sowohl Antikörper gegen α4-Integrin, als auch gegen CD4+ Zellen, IL-6 und TNF-α als suffizient, um einen Rückgang der Lähmungserscheinungen zu erreichen. In direkter Analogie zur EAE hat sich in der MS-Therapie bislang nur das synthetische, entfernt MBP-analoge Polymer Copaxone durchgesetzt. Dieses wurde initial als MBP-ähnliche Substanz synthetisiert, um damit eine EAE zu induzieren, zeigte dann jedoch sein Potenzial als EAE-unterdrückende und nicht als auslösende Substanz. Auch das in der schubprophylaktischen Therapie der MS etablierte IFN-β kann eine EAE bessern, führt jedoch nach Absetzen zu schweren Schüben bei den Tieren.

Die Berücksichtigung der teilweise diskrepanten Daten tierexperimenteller Erfahrungen und Ergebnissen klinischer Studien ist insbesondere dann wichtig, wenn spezifische Therapien im Tierexperiment geplant und später in das humane System übertragen werden sollen. Des Weiteren sind natürlich all diejenigen Therapieoptionen in der EAE von limitiertem Wert für die humane Erkrankung, die einen Therapiebeginn vor oder zeitgleich mit der Immunisierung erforderlich machen. Ob sich die EAE somit als verlässliches Modell zur Therapierentwicklung erweisen wird, bleibt deshalb weiter abzuwarten und zu analysieren.

3.6. T-Zellen und Zytokine

Die EAE ist im wesentlichen durch CD4+ Zellen vermittelt. Diese können funktionell in zwei Gruppen unterteilt werden, die sich bei ihrer Aktivierung aus gemeinsamen Vorläuferzellen entwickeln. Sie unterscheiden sich hauptsächlich durch ihr Zytokin-Sekretionsprofil und aktivieren auf diese Weise unterschiedliche Effektorzellen:

■ Th1-T-Zellen

Th1-T-Zellen stellen den wesentlichen Entzündungsmediator in der Pathogenese der EAE dar. Sie sezernieren neben IFN-γ und IL-2 auch das proinflammatorische Zytokin TNF-α und initiieren über die Aktivierung von Makrophagen, zytotoxischen T-Lymphozyten und natürlichen Killerzellen eine Entzündungsreaktion. Typisch für Th1-vermittelte Immunantworten ist außerdem die Synthese von IgG2a- und IgG2b-Antikörpern. IL-12 gilt als potenter Induktor für Th1-Zellen. Für das optimale Priming der Th1-Zellen ist die Anwesenheit von aus dendritischen Zellen sezerniertem IL-12 und IFN-γ nötig, das Fehlen von IL-12 bzw. die Anwesenheit von IL-10 führt hingegen zu einer Th2-Antwort.

Th2-T-Zellen

Th2-T-Zellen hingegen sezernieren die Zytokine IL-4, IL-5, IL-10 und IL-13 und sind wichtige Elemente bei Terminierung und Regulation entzündlicher Reaktionen. Durch die Sekretion dieser Zytokine werden B-Zellen zu einer starken Antikörperproduktion u.a. von IgE und IgG1 angeregt. Sie stimulieren die Produktion von Mastzellen und Eosinophilen, regulieren zusätzlich die Zell-vermittelte Immunität und hemmen bestimmte Funktionen von Makrophagen. Die Th2-Antwort ist auch bei allergischen Erkrankungen oder parasitären Infektionen nachzuweisen. Th2-Zellen fungieren als Regulator in der EAE und nehmen diese Rolle insbesondere über den Zytokin-Regulationskreis zwischen IL-10 und IL-12 wahr.

Th3-Zellen

Th3-Zellen sezernieren in der Hauptsache TGF-β. Die Remission einer EAE ist mit einer verstärkten Anwesenheit von Th2- und Th3-Zellen und ihrer Zytokine im ZNS vergesellschaftet.

Th0-Zellen

Th0-Zellen können sich je nach den Zytokinen in der Umgebung in Th1- oder in Th2-Zellen entwickeln und sezernieren sowohl Th1- als auch Th2-typische Zytokine. Auch sie scheinen enzephalitogenes Potenzial zu besitzen

Immunreaktionen werden oft von einer der beiden Untergruppen Th1 oder Th2 dominiert. Das Gleichgewicht zwischen den Th-Subtypen wird durch die sezernierten Zytokine reguliert und durch die antagonistische Wirkung von IFN-γ und IL-4 aufrechterhalten, da IL-4 die Differenzierung von Th1-T-Zellen, IFN-γ hingegen die der Th2-Zellen hemmt (Immundeviation). IL-10 hemmt die Sekretion von IFN-γ und anderer Th1-Zytokine, indem es mit der Antigenpräsentation durch Makrophagen interferiert. Verschiedene Modelle konnten zeigen, dass die IL-12-Produktion durch Makrophagen sowie IFN-γ Produktion durch NK-Zellen die Differenzierung naiver T-Zellen in Th1-Zellen fördert und die Differenzierung von Th2-Zellen supprimiert.

Die Differenzierung naiver CD4+ Helfer-Zellen in Th1- oder Th2-Phänotypen hat einen wesentlichen Einfluss auf den Verlauf von Autoimmunerkrankungen. EAE vermittelnde autoreaktive T-Zellen sind normalerweise vom Th1-Phänotyp, EAE unterdrückende regulatorische T-Zellen sezernieren hingegen Zytokine vom Th2- und Th3-Typ. Der Wechsel von Schub und Remissionen bei der schubförmig verlaufenden EAE scheint durch die jeweilige Prädominanz von enzephalitogenen Th1- oder Suppressor-Th2-Zellen charakterisiert zu sein. Jedoch sind viele Aspekte der Th-Subtypen weiterhin unbekannt. Eine vollständige Immundeviation in Richtung Th2-Zellen scheint Schutz vor EAE zu gewähren, ist aber in der Realität nicht erreichbar, da eine Restaktivität der Th1-Zellen immer vorhanden bleibt. Darüber hinaus ist es auch mit myelinspezifischen Th2-T-Zellen gelungen, im transgenen Mausmodell eine EAE zu induzieren. Dies zeigt die große Redundanz des Zytokinsystems, da auch andere als die klassischen proinflammatorischen Zytokine bei der Induktion und Aufrechterhaltung der EAE eine Rolle spielen können. Vieles weist darauf hin, dass die klare Einteilung in proinflammatorische Th1- und entzündungshemmende Th2-Zellen zu einfach ist und weitere Subklassen definiert werden müssen. Die Verschiebung des Gleichgewichts durch Gabe einzelner Zytokine oder Zytokininhibitoren als mögliche Therapie von Autoimmunkrankheiten muss deshalb trotz des Erfolges von IFN-β sehr kritisch gesehen werden.

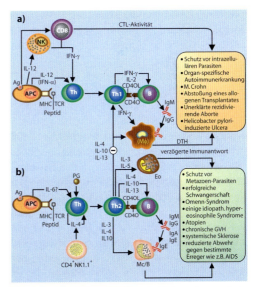

Abb. 3.2: Th1-/Th2-Paradigma. APC: antigenpräsentierende Zelle; Ag: Antigen; B: B-Zelle; CTL: zytotoxische T-Zelle; Eo: Eosinophile; Mφ: Makrophage; Mc/B: Mastzelle/Basophiler; NK: natürliche Killerzelle; PG: Progesteron.

3.7. Toleranz und EAE

Die EAE kann über Toleranzinduktion effektiv supprimiert werden, die über oral oder nasal applizierte und mukosal aufgenommene Autoantigene bzw. Zytokine, wie z.B. IL-4, IL-10 oder TGF-β induziert werden kann. Dieser tolerogene Effekt hat jedoch nur dann einen Einfluss auf den Krankheitsverlauf einer EAE, wenn er vor Manifestation der klinischen Symptomatik appliziert wird, eine einmal eingetretene Erkrankung kann kaum mehr modifiziert werden. Zum zweiten variiert der Effekt der nasalen Toleranzinduktion von Tierstamm zu Tierstamm ganz erheblich, so dass die mukosale Toleranz insbesondere im Hinblick auf humane Therapiestrategien doch erhebliche Limitationen hat. Eine weitere Möglichkeit der Toleranzinduktion ist der Transfer *in vitro* von mit Autoantigen in Kontakt gebrachten dendritischen Zellen (DC) in naive Tiere, wobei wiederum eine später induzierte, nicht jedoch eine bereits manifeste EAE günstig beeinflusst werden kann. Die subkutane Applikation dendritischer, aus gesunden Ratten gewonnener, *in vitro* mit IFN-γ oder TGF-β behandelter Zellen kann hingegen eine bereits klinisch manifeste EAE effektiv supprimieren. Die Applikation *in vitro* mit Zytokinen modifizierter, autologer dendritischer Zellen könnte ein vielversprechender Ansatz in der Therapie der Multiplen Sklerose werden, da damit zumindest im Tiermodell eine bereits begonnene Erkrankung beeinflusst werden kann.

3.8. Zytokine und EAE: Übersicht

Zytokine sind äußerst potente biologische Signalmoleküle, die bei der Zellkommunikation innerhalb physiologischer wie auch pathophysiologischer Prozesse eine wesentliche Rolle spielen. Für die Initiierung, Propagierung und Regulation gewebespezifischer autoimmun vermittelter Schäden sind sie mitverantwortlich. Bei der EAE sind sowohl pro- wie auch antiinflammatorische Zytokine beteiligt, die die T-Zell vermittelte Immunreaktion regulieren und im ZNS während der Erkrankung in engem Zusammenhang mit der Krankheitsaktivität überexprimiert werden. Proinflammatorische Zytokine wie beispielsweise Interferon (IFN)-γ, Tumor-Nekrose-faktor (TNF)-α, Interleukin (IL)-1β, IL-6, IL-12 und IL-18 sind insbesondere bei der Initiierung, Verstärkung und Aufrechterhaltung der lokalen Immunreaktion im ZNS wesentlich beteiligt, wobei das Maximum der mRNA-Expression vor der maximalen Krankheitsausprägung erreicht wird. Die Erholung der Tiere von der Erkrankung ist hingegen mit einem Absinken der mRNA-Expression von IL-2, IL-4, IL-6, IFN-γ, sowie einem deutlichen Anstieg der Th2-Zytokine TGF-β, IL-4 und IL-10 assoziiert.

In der akuten Phase einer EAE nimmt die Zahl der degranulierenden Mastzellen, die eine wichtige Quelle verschiedener Zytokine und anderer in der Pathogenese der EAE wesentlicher Faktoren sind, mit dem Beginn der klinischen Symptomatik zu. Mastzellen können die Rekrutierung entzündlicher Zellen regulieren und über ihre Proteasen Myelin direkt schädigen. Zusätzlich exprimieren Mastzellen IL-4 und IFN-γ, die wiederum die Differenzierung von T-Zellen zu Th1- und Th2-Zellen vermitteln. Auch Effektorzellen wie T-Zellen und Makrophagen sezernieren während ihrer Aktivierung proinflammatorische Zytokine (IFN-γ, IL-6, TNF-α, Lymphotoxin), die zu einer weiteren Akkumulation von Zellen und zu einer Entzündungsreaktion mit konsekutivem Gewebeschaden führen. Eine differenzierte, selektive Expression verschiedener Zytokine ist in den verschiedenen Modellen der EAE unterschiedlich und korreliert mit den histopathologischen Befunden, wobei die differenzierte Zytokin-Expression vermutlich zu dem unterschiedlichen Aufbau der Läsionen beiträgt. So sind die proinflammatorischen Zytokine IFN-γ, IL-12, TNF-α und-β und IL-1β in DA-Ratten mit einem prolongierten chronischen Verlauf wesentlich länger nachweisbar als in vergleichbar immunisierten Lewis-Ratten, die einen relativ kurzen monophasischen Krankheitsverlauf entwickeln. Dagegen sind antiinflammatorische, mit einer Remission assoziierte Zytokine wie TGF-β, IL-4 und IL-10 in DA-Ratten kaum zu detektieren. Dies zeigt wieder, dass eine anhaltende Produktion pro- und fehlende Expression antiinflammatorischer Zytokine mit einer persistierenden Krankheitsaktivität assoziiert ist.

In transgenen Mäusen mit Promotor-induzierbarer Zytokin- und Chemokin-Expression können die vielfältigen Auswirkungen dieser Moleküle auf zelluläre Interaktionen im ZNS besonders gut untersucht werden, da es hier möglich ist, selektiv einzelne Zytokine aus- bzw. anzuschalten und somit den Wegfall respektive die Verstärkung ihrer Wirkung zu beobachten. Auch über die Applikation neutralisierender Antikörper gegen bestimmte Zytokine *in vivo* konnte ein nicht unerheblicher Effekt einzelner Zytokine auf den Krankheitsverlauf gezeigt werden. In einigen Fällen konnten hierdurch jahrelang propagierte Wirkungen der Zytokine bei neuroinflammatorischen Erkrankungen widerlegt werden. So zeigte das transgene Modell beispielsweise, dass entgegen der bisherigen Vorstellung, die von einer rein proinflammatorischen Wirkung von IL-6 und TNF-α in der EAE ausgegangen war, diese Zytokine durchaus eine protektive Rolle spielen können. Auch konnte in IFN-γ defizienten Mäusen deutlich schwerere Krankheitsverläufe beobachtet werden als in den Wildtyp-Tieren. Ebenso konnte gezeigt werden, dass eine Überexpression von Th1-Zytokinen den Krankheitsverlauf deutlich bessern kann und auch TNF-α-*knock-out*-Mäuse eine EAE entwickeln können, die in einigen Fällen sogar schwerer als in Wildtyptieren verlief. All diese Daten, die in Versuchen mit genetisch veränderten Tieren gewonnen wurden, müssen mit großer Sorgfalt interpretiert werden, da die Überexpression oder das Fehlen eines für die Immunregulation wichtigen Gens die Entwicklung von ZNS und lymphoidem Gewebe signifikant verändern kann. Zudem sind die tierexperimentellen Daten nicht immer auf die Multiple Sklerose übertragbar.

Insgesamt ist die Rolle der Zytokine in Immunreaktionen äußerst komplex, wird kontrovers diskutiert und ist noch nicht hinreichend verstanden. Die Annahme, mit Applikation antiinflammatorischer bzw. Antagonisierung proinflammatorischer Zytokine ganz einfach eine Besserung einer EAE erreichen zu können, ist sicher zu vereinfacht. Die Inaktivierung oder Entfernung einzelner Zytokine zeigte bisher, dass nicht einzelne, sondern das Zusammenspiel verschiedener Zytokine verantwortlich für die Art der Immunreaktion ist. So wurde z.B. eine von IFN-γ, dem klassischen Th1-Zytokin, unabhängige und sogar eine erleichterte Induktion von EAE in der Abwesenheit von IFN-γ gezeigt. Auch die selektive Entfernung der Gene der proinflammatorischen Zytokine TNF-α und TNF-β hatte keinen Effekt auf die EAE, obwohl Applikation von Inhibitoren oder löslichen Antikörpern von TNF-α und TNF-β zur Unterdrückung von EAE führte. Außerdem gab es Experimente, in denen IL-4, das klassische Th2-Zytokin, einen protektiven Effekt von IL-10 in Mäusen unterdrückte.

3.9. Zytokine mit eher proinflammatorischer Wirkung

■ Interferon-γ

Interferon-γ (IFN-γ) wird von CD4+ Zellen (Th1 und Th0), CD8+ T-Zellen und von natürlichen Killerzellen sezerniert und spielt eine entscheidende Rolle in der Pathogenese demyelinisierender Autoimmunerkrankungen. Es bewirkt eine Aktivierung und Differenzierung u.a. von T-Zellen, Makrophagen, B-Zellen und NK-Zellen. Darüber hinaus induziert es die Expression von MHC-I- und II-Antigenen sowie von Adhäsionsmolekülen an Endothelzellen zerebraler Gefäße und erleichtert somit die zelluläre Invasion durch die Blut-Hirn-Schranke. Zudem ist IFN-γ Bestandteil des Regulationsweges der induzierbaren Nitritoxidsynthetase (iNOS) in Makrophagen. INOS wiederum induziert die Produktion von NO in Makrophagen und damit einen wichtigen Faktor in der Pathogenese von EAE und MS. IFN-γ führt zudem über die Aktivierung von Makrophagen zu einer Ausschüttung weiterer proinflammatorischer Zytokine und Chemokine und kann somit den entzündlichen Prozess aufrechterhalten. Auch hat IFN-γ einen synergistischen Effekt mit anderen Zytokinen und erhöht beispielsweise die Toxizität von TNF. In MBP-spezifischen enzephalitogenen T-Zellen ist die Expression von IFN-γ mRNA und die Sekretion dieses Zytokins nach Antigenstimulation stark erhöht. Eine IFN-γ-Sekretion ist während der akuten Erkrankungsphase sowohl im Rückenmark als auch im Liquor betroffener Tieren nachweisbar und korreliert in der Höhe mit der Schwere der Erkrankung. Die Applikation von IFN-γ bei bestehender, schubförmig verlaufender MS läßt die Symptome exazerbieren. Die direkte Injektion von IFN-γ in das ZNS von Ratten induziert dort eine entzündliche Reaktion, intraventrikulär vor dem Einsetzen der EAE-Symptomatik appliziert erhöht es in immunisierten Tieren Schubfrequenz und Schubschwere. Die Überexpression von IFN-γ im ZNS transgener Mäuse führt zu Demyelinisierung, Gliose und Entzündung und zeigt wiederum den deletären Effekt, den IFN-γ in der EAE haben kann.

Jedoch kann IFN-γ trotz seines prädominant proinflammatorischen Effekts durchaus auch regulierend in den Krankheitsprozess eingreifen und Autoimmunreaktionen limitieren. Dieser partiell protektive Effekt ist vermutlich über eine verstärkte Apoptoseinduktion infiltrierender Lymphozyten vermittelt. Die Beobachtung, dass das Fehlen von IFN-γ oder seinem Rezeptor bzw. die Anwesenheit neutralisierender Antikörper gegen IFN-γ eine erhöhten Inzidenz, Krankheitsschwere und Chronizität der EAE bewirken kann, stützt diesen Aspekt. In der schubförmig verlaufenden EAE führt die Neutralisation von IFN-γ durch Applikation von Antikörper in der Remissionsphase zu einer erhöhten Schubtätigkeit. Die Injektion von IFN-γ, auch intrathekal, kann vor EAE schützen bzw. Schubfrequenz und -schwere deutlich reduzieren. Auch macht das Fehlen des IFN-γ-Rezeptors Mäuse empfänglicher für die Entwicklung einer EAE und verstärkt die klinische und histopathologische Ausprägung der Erkrankung. Neben einer erhöhten Lymphozyteninfiltration kommt es konsekutiv zu verstärkter Produktion proinflammatorischer Zytokine. In der MS hingegen verstärkt die Applikation von IFN-γ die klinische Symptomatik.

Warum IFN-γ einerseits pathogen, andererseits protektiv im Verlauf der EAE wirkt, ist nicht hinreichend geklärt. Über eine Begrenzung der Expansion autoreaktiver Zellen sowie Schutz gegen oxidativen Stress könnte der protektive Effekt des IFN-γ erklärbar sein.

■ Tumor-Nekrose-Faktor-α/Lymphotoxin

Tumor-Nekrose-Faktor-α (TNF-α) und Lymphotoxin (LT bzw. TNF-β) sind multipotente Zytokine der TNF-Familie, die insbesondere von Makrophagen, aber auch von verschiedenen anderen Zelltypen sezerniert werden. Sie binden trotz unterschiedlicher Struktur an den gleichen Rezeptor und induzieren über diese Bindung ähnliche biologische Effekte. TNF-α beeinflusst Wachstum, Differenzierung und Zelltod verschiedener immuner und nicht-immuner Zellen. Neben der Regulation der Infektabwehr und immunologisch vermittelter Schädigung trägt TNF-α auch zum Wiederaufbau der physiologischen Homöostase und der Immunregulation bei. Im intakten ZNS wird TNF-α nur in sehr geringen Mengen und ausschließlich von Neuronen exprimiert. Bei verschiedenen entzündlichen und anderen ZNS-Erkrankungen, wie z.B. der Multiplen Sklerose ist die Expression von TNF-α jedoch deutlich erhöht. Die klassische proinflammatorische Aktivität von TNF wird v.a. über die Aktivierung des p55TNF-Rezeptors vermittelt und ist in der EAE vielfach gezeigt worden. TNF-α ist *in vitro* und *in vivo* in der Lage, abhängig von Dosierung und Zeitpunkt der Applikation, Myelin und Oligodendrozyten zu schädigen. Retroviral mit TNF-α transduzierte Myelin-spezifische T-Zellen führen zu einer verstärkten EAE. In transgenen Mäusen, die TNF-α überexprimieren, ist ein deutlich schwererer Krankheitsverlauf und sogar die spontane Entwicklung einer entzündlich demyelinisierenden Erkrankung zu beobachten. Hingegen bewirkt die Blockade von TNF-α durch monoklonale Antikörper oder lösliche Rezeptoren einerseits, sowie die Reduktion der TNF-α-Sekretion durch Phosphodiesteraseinhibitoren andererseits eine Besserung oder Verhinderung der klinischen Symptomatik bei aktiv und passiv induzierter EAE. Bei Patienten mit MS jedoch führt die Blockade von TNF-α zu einer Aktivierung des Immunsystems und zu akuter Exazerbation der Krankheitsaktivität.

Eine Deletion des LTα-Gens in Mäusen mit intakter TNF-α-Produktion verhindert die Entwicklung einer EAE, was auf die wichtige Aufgabe des LTα bei der Demyelinisierung hinweist und vermuten lässt, dass LTα verglichen mit TNF-α der bedeutendere Faktor bei der Entwicklung der EAE zu sein scheint. Ein deletiertes TNF-α-Gen bewirkt zudem eine deutliche Verschlechterung der EAE bei Mäusen, die durch externe Applikation von TNF-α wieder ausgeglichen werden kann. Aufgrund dieser Beobachtungen ist nicht sicher geklärt, ob TNF-α nur Bestandteil der pathogenen Reaktion ist oder auch protektive Effekte hat. Die chronisch schubförmige EAE ist sowohl durch anti-TNF-Antikörper, als auch durch die lösliche Form des TNF-Rezeptors, die aus den extrazellulären Domänen der beiden Rezeptoren p55 und p75 besteht, therapeutisch gut zu beeinflussen, nach Absetzten der Substanzen kommt es jedoch erneut zu Schüben.

Trotz der engen Verbindung zwischen TNF-α/LT und der Aktivität der EAE ist auch dieses Zytokin nicht essentiell für die Auslösung der EAE, die aufgrund der großen Kompensationsfähigkeit des Zytokinsystems auch in TNF-α-*knock out*-Tieren induzierbar ist. Sogar eine protektive Wirkung des TNF auf die Entwicklung einer chronischen EAE konnte gezeigt werden. Produziert von Th1-Lymphozyten kann TNF-α analog dem IFN-γ die Effektorphase der Immunantwort unterdrücken. So verläuft eine in TNF-*knock out*-Mäusen induzierte MOG-EAE protrahiert und exazerbiert, wenn die Wildtyp-Mäuse bereits wieder remittiert sind. Dies zeigt, dass TNF trotz seiner potenziell schädigenden, proinflammatorischen Wirkung auch positive Effekte auf Autoimmunerkrankungen haben kann, da es auch in der Lage ist, krankheitsverstärkende Mechanismen zu regulieren und zu unterdrücken.

■ Interleukin-1

Von IL-1, einem auf Chromosom 2 kodierten Zytokin, existieren zwei Genprodukte, IL-1a und IL-1b, die sich in ihrer Aminosäuresequenz (26 % Homologie) und ihrem isoelektrischem Punkt unterscheiden. Ihre biologische Aktivität und ihre Bindungsfähigkeit an Rezeptoren sind identisch. Gebildet wird es von vielen verschiedenen Zellarten und wirkt stimulierend auf T-Zellen (mitogene Wirkung; Produktion von IL-2, Expression von IL-2-Rezeptoren), B-Zellen (Proliferation und Differenzierung), NK-Zellen (Förderung der zytolytischen Aktivität sowie der Differenzierung IL-2 aktivierter Killerzellen) sowie Monozyten und Makrophagen (Förderung der Sekretion von IL-1, TNF-α, IFN, Prostaglandinen und Komplementfaktoren). IL-1 wird durch Hydrokortison und Prostaglandin E_2 in seiner Aktivität sowie durch $α_2$-Makroglobulin in seiner Sekretion gehemmt. Auch IL-4, IL-10 und TGF-β hemmen IL-1.

IL-1β ist sowohl in der akuten, wie auch der prolongiert remittierenden Form der EAE überexprimiert, wobei die Höhe der Expression mit der Schwere der klinischen Symptomatik korreliert. Auch die zusätzliche Injektion von rekombinantem IL-1 in Tiere mit EAE verschlechtert die klinische Symptomatik in Bezug auf Dauer und Schwere der Lähmungen und das Ausmaß des Gewichtsverlustes. Ein weiterer Hinweis für die Beteiligung von IL-1 bei Initiierung und Aufrechterhaltung der EAE konnte durch Applikation eines rekombinanten humanen IL-1-Rezeptor-Antagonisten erbracht werden, der Schwere und Dauer der klinischen Erkrankung in MBP immunisierten Lewis Ratten deutlich reduzieren konnte. Auch die Behandlung mit einem löslichen IL-1-Rezeptor, an den sowohl IL-1α als auch IL-1β binden können, vermag die Ausprägung der Erkrankung in den Tieren zu reduzieren.

■ Interleukin-2

IL-2 ist ein autokriner Wachstumsfaktor, der einerseits Aktivierung und Proliferation von T-Zellen vermittelt, andererseits auch für die Induktion der Selbsttoleranz *in vivo* verantwortlich ist. Dies geschieht vermutlich über die Förderung der Entwicklung regulatorischer T-Zellen und/oder der Induktion einer fas-vermittelten Apoptose, um aktivierte Populationen von T-Zellen herabzusetzen. IL-2 wird von aktivierten T-Zellen, die z.B. gegen ein bestimmtes Myelinantigen gerichtet und über die Blut-Hirn-Schranke in das ZNS eingewandert sind, ausgeschüttet, nachdem ihnen ihr korrespondierendes Antigen via MHC-II von Makrophagen, Mikroglia oder Monozyten präsentiert worden ist. Über eine autokrine Wirkung am T-Zell-eigenen IL-2-Rezeptor wird die ausschüttende Zelle stimuliert, und es kommt zu einer klonalen Expansion, die wiederum für die Autoimmunreaktion und den daraus resultierenden Gewebeschaden mit Demyelinisierung verantwortlich gemacht werden kann. Der IL-2-Rezeptor ist vermutlich der Schlüsselrezeptor bei der Proliferation von T-Zellen und ist auf aktivierten, enzephalitogenen T-Zellen in sehr hohem Maße exprimiert.

Eine IL-2 vermittelte Signaltransduktion ist auch für die korrekte Funktion regulatorischer T-Zellen nötig, die für Verhinderung und ggf. Terminierung von Autoimmunreaktionen verantwortlich sind. Der Transfer von aus IL-2-*knock out*-Mäusen gewonnenen CD4+ T-Zellen in naive Tiere schützt diese vor einer spontanen EAE. T-Zellen, die aus CD 25 (IL-2Rα)-*knock out*-Mäusen stammen haben, wenn überhaupt, nur einen geringen protektiven Effekt. Auf der anderen Seite konnte beobachtet werden, dass IL-2- oder IL-2-Rezeptor-defiziente Mäuse ein letales Autoimmunsyndrom entwickeln.

■ Interleukin-6

IL-6 ist ein insbesondere von T-Zellen und Makrophagen sezerniertes multifunktionales Zytokin, das neben vielen anderen Aufgaben auch die Immunantwort reguliert. Es handelt sich um ein proinflammatorisches Zytokin, das die akute Phase-

Antwort vermittelt und bei Persistenz eine chronische Entzündungsreaktion hervorruft. Dies geschieht vor allem über die Förderung von Proliferation und Überleben von Lymphozyten und myeloider Zellen, was wiederum für einen erhöhten Il-6-Spiegel im Serum sorgt und die Immunreaktion aufrecht erhält. Der dazugehörige Il-6-Rezeptor hat mit vielen anderen Zytokinrezeptoren wesentliche Strukturen gemein. Die teilweise ausgeprägte Homologie einzelner Untereinheiten sowie die strukturelle Ähnlichkeit verschiedener Zytokin-Rezeptoren ist wahrscheinlich mit ein Grund für die große funktionelle Redundanz des Zytokin-Systems. Il-6 kann die Immunreaktion in Richtung selbst/nicht-selbst steuern, Aktivierung oder Toleranzreaktionen bahnen und die Qualität der Peptidpräsentation modifizieren. Il-6-abhängige Pathomechanismen bilden einen wesentlichen Anteil an der EAE-Induktion, andererseits kommt dem Il-6 nicht nur eine auslösende, sondern auch eine modifizierende Rolle im Bezug auf die Autoimmunreaktion zu.

In der Induktionsphase einer EAE ist IL-6 vermutlich ein besonders wichtiger Bestandteil der Pathogenese. IL-6 defiziente Mäuse sind beispielsweise resistent gegen die Induktion einer MOG-EAE und zeigen verglichen mit Wildtyp-Mäusen eine deutlich reduzierte Immunreaktion vom Spättyp sowie Lymphozytenproliferation und Antikörperreaktivität gegenüber MOG. Diese Resistenz resultiert vermutlich aus dem Fehlen einer MOG-spezifischen T-Zell-Reaktion, die eine weitere Differenzierung in Th1- und Th2-Zellen ermöglicht. Auch histologisch sind in diesen Mäusen keine entzündlichen Infiltrate nachweisbar, was vermutlich auf die verminderte endotheliale Expression von ICAM-1 und VCAM-1 in den IL-6-*knock out*-Mäusen zurückzuführen ist. Jedoch kann durch eine Behandlung dieser Mäuse mit IL-6 vor Beginn der im Wildtyp zu erwartenden Krankheitsphase in den sonst resistenten Tieren eine EAE erzeugt werden. Auch der Transfer enzephalitogener, aus Wildtyp-Tieren gewonnener T-Zellen kann in den IL-6-*knock out*-Mäusen eine EAE induzieren. Eine hohe Expression von IL-6 auf mRNA-Ebene ist in der akuten Phase einer EAE nicht nachweisbar, sondern vielmehr bei einem protrahiert schubförmigen Verlauf zu finden.

Auf der anderen Seite kann IL-6 die Expression proinflammatorischer Zytokine blockieren und ist somit, obwohl selbst proinflammatorisch, insbesondere in der späten Phase einer EAE ein wichtiger limitierender Faktor der Immunantwort und unterstützt die Remission. So kann exogen zugeführtes IL-6 zu einer klinisch und histopathologisch weniger ausgeprägten Erkrankung führen.

■ Interleukin-12

IL-12 ist ein heterodimeres Zytokin, das sich aus einer H-Kette (p40) und einer L-Kette (p35) zusammensetzt. IL-12 wird von Antigen-präsentierenden Zellen sezerniert und spielt bei der Regulation angeborener und erworbener Immunantwort und wohl auch in der Pathogenese demyelinisierender Autoimmunkrankheiten eine Schlüsselrolle. Es ist das zentrale Zytokin bei der Differenzierung naiver T-Zellen zu CD4+ Th1-Effektorzellen und somit ein potenter Induktor von IFN-γ und anderer Th1-Zytokine. Eine verstärkte Expression von IL-12 durch APC erhöht die Empfänglichkeit für eine EAE. So manifestiert sich eine EAE beispielsweise früher und ausgeprägter, wenn die Antigen-spezifischen T-Zellen vor dem Transfer in die naiven Tiere mit IL-12 stimuliert werden oder den Tieren zusätzlich zu den Zellen IL-12 appliziert wird. Auch kann die Applikation von IL-12 bei bereits remittierten Tieren einen erneuten Schub triggern, wobei die Konzentration von IFN-γ und TNF-α als auch die Anzahl iNOS-produzierender Makrophagen in den perivaskulären Läsionen stark ansteigt. Auch bei Lewis-Ratten, die typischerweise eine akute monophasische Erkrankung entwickeln, führt die anhaltende Gabe von IL-12 zu einem chronisch schubförmigen Krankheitsverlauf. Des weiteren sind MBP spezifische, mit IL-12 präinkubierte Zellen in der Lage, in dem EAE-resistenten Mausstamm B10.S eine EAE auszulösen. In Analogie dazu steht die Beobachtung, dass Myelin-spezifische, mit anti-IL-12 inkubierte Zellen nicht enzephalitogen sind. Auch kann durch Antagonisierung von IL-12, wie beispielsweise durch wiederholte Gabe von IL-12-Antikörpern bei Mäusen mit EAE, die Manifestation der Erkrankung hinausgezögert und die Schwere der Symptomatik deutlich reduziert werden.

Eine weitere wichtige Beobachtung ist die verminderte Expression von IL-12 bei der Immuntoleranz, einem Prozess, durch den autoreaktive Zellen eliminiert oder neutralisiert werden. Induziert wird diese Toleranz über die wiederholte Applikation (i.v., i.p., s.c. oral, nasal) enzephalitogener Proteine, was vermutlich über Elimination (klonale Deletion) und funktionale Inaktivierung (Anergie) der reaktiven, gegen das Autoantigen gerichteten T-Zellen zu einer deutlichen Reduktion der Schwere einer EAE führt. Dieser positive Effekt kann durch Applikation von IL-12 komplett aufgehoben werden. Vermutlich agiert IL-12 als Adjuvans und kehrt die tolerogene Immunsituation in eine immune Phase um. Warum eine Toleranzinduktion zu einer verringerten IL-12-Produktion führt, ist nicht sicher geklärt; vermutlich führt jedoch die verminderte T-Zell-Proliferation mit konsekutiv erniedrigtem IFN-γ-Spiegel ebenso wie die vermehrt exprimierten Th2-Zytokine zu einer Suppression der IL-12-Produktion.

■ Interleukin-18

IL-18 ist ein proinflammatorisches Zytokin in der EAE, wird von Makrophagen produziert und verhält sich synergistisch zu IL-12. So erhöht es die Produktion von IFN-γ durch differenzierte Th1-Zellen und induziert die IFN-γ-Produktion in NK-Zellen.

■ Interleukin-23

IL-23 stellt eine Untergruppe des IL-12 dar, genauer gesagt enthält es die p40-Untereinheit des IL-12, hat jedoch eine andere p19-Untereinheit. Es wird insbesondere von Makrophagen und dendritischen Zellen hergestellt, beeinflusst T-Gedächtniszellen und vermutlich auch direkt die Makrophagenfunktion. *Knock out*-Studien zeigten, dass IL-23 und nicht - wie bisher immer vermutet - IL-12 die zentrale Rolle in autoimmunentzündlichen ZNS-Erkrankungen zu spielen scheint. Dazu wurde eine MOG-EAE in mehreren *knock out*-Mäusen induziert, die einmal defizient alleine für IL-12 (p35 -/-), einmal nur für IL-23 (p19 -/-) oder für beide Zytokine waren. Durch diese Studien konnte gezeigt werden, dass viele der Effekte, die bislang immer dem IL-12 zugeschrieben wurden, eigentlich durch IL-23 vermittelt sind. IL-12 ist für die Entwicklung von T-Zellen in den IFN-γ-produzierenden Subtyp Th1 verantwortlich und verstärkt darüber hinaus die IFN-γ-Sekretion. Diese Funktion kann jedoch zumindest teilweise durch andere Zytokine, wie IFN-α, Osteopontin oder IL-27 ersetzt werden. IL-23 ist eher für die Spätphase der Entzündung sowie für die Aufrechterhaltung einer chronisch entzündlichen Reaktion nötig. Makrophagen in Entzündungsherden im ZNS exprimieren einen IL-23-Rezeptor, so dass in Zusammenschau mit der Fähigkeit dieses Zytokins Makrophagen zu aktivieren und somit die Sekretion proinflammatorische Zytokine (IL-1, TNF) zu initiieren vermutet werden kann, dass es sich bei IL-23 um einen wichtigen Regulator myeloider Zellen in organspezifischen Autoimmunerkrankungen handelt. Zudem hat IL-23 eine potente Aktivität auf aktivierte T-Gedächtniszellen, so dass IL-23 vermutlich ein potenter, weitläufiger Regulator der späten Entzündungsphase ist. Dies könnte in der Einleitung einer spezifischen Therapie mit Substanzen, die auf IL-23 und seinem Rezeptor wirken, eine vielversprechende Beobachtung sein.

■ Osteopontin

Das proinflammatorische Zytokin Osteopontin wird in den entzündlichen Läsionen von MS-Patienten bzw. EAE-Tieren in hohem Maße exprimiert. Synthetisiert von T-Zellen, Makrophagen und NK-Zellen lockt es weitere Monozyten/Makrophagen und T-Zellen an. Zudem induziert es die Migration von DC in die drainierenden Lymphknoten, erhöht die Produktion von IL-12 und IFN-γ und vermindert die des IL-10. Fehlt Osteopontin, so kommt es zu einer defekten Th1- und konsekutiv zu einer Th2-Antwort, so dass Osteopontin-*knock out*-Mäuse eine weit weniger schwere Form der EAE entwickeln, schneller remittieren und deutlich seltener spontane Schübe entwickeln. Dabei kann eine deutlich erhöhte IL-10-Produktion beobachtet werden.

■ Makrophagen Migration Inhibierender Faktor

Makrophagen Migration Inhibierender Faktor (MIF) wird von aktivierten T-Zellen, Makrophagen und einer Reihe weiterer nicht-immuner Zellen sezerniert und hemmt die Migration von Makrophagen sowie die Sekretion von TNF-α und NO durch diese Zellen. Auch die Aktivierung und Proliferation von T-Zellen wird durch MIF reguliert.

Seine potenziell pathogene Rolle in der EAE konnte indirekt dadurch gezeigt werden, dass eine Behandlung mit anti-MIF-Antikörpern bei Mäusen mit akuter EAE zu einer im Vergleich zu den Kontrolltieren in Dauer und Schwere leichter verlaufenden Krankheit führt. Ein weiterer Effekt der anti-MIF-Ak-Behandlung war eine deutlich reduzierte Expression von VCAM-1 im ZNS sowie eine verminderte Zahl klonaler, Antigen-spezifischer Th1-Zellen und eine erhöhte Aktivierungs-Schwelle. Dies ist vermutlich die Ursache des verzögerten Einsetzens sowie der reduzierten Schwere der EAE in den behandelten Tieren, da VCAM-1 ebenso wie sein Gegenspieler auf der T-Zell-Oberfläche, das VLA-4, für die Migration Myelin-reaktiver T-Zellen in das ZNS nötig ist. Darüber hinaus führt die Applikation von anti-MIF-Ak zu einer deutlich reduzierten Zahl autoreaktiver Th1-Zellen im ZNS, nicht hingegen in der Milz, wo sich die Zellzahl allenfalls leicht reduziert. Insbesondere werden die T-Zellen mit einer besonders hohen Affinität für Autoantigene beeinflusst. Diese Reduktion der autoreaktiven T-Zellen konnte auch dann beobachtet werden, wenn eine anti-MIF-Ak-Therapie erst mehrere Tage (6-11) nach der Immunisierung begann, wenn die Mehrzahl der Zellen bereits aktiviert sein sollte. Auch die Symptome einer adoptiven Transfer-EAE konnten durch diese Behandlung verzögert und in der Schwere gemildert werden. Es wird vermutet, dass MIF Migration und Verweilen autoreaktiver Zellen in das ZNS stört. Wichtiges Charakteristikum der Therapie mit anti-MIF ist, dass sein Effekt auch nach dem Einsetzen der klinischen Symptome einer EAE zu sehen ist und nicht vom verwendeten Agens oder Tierstamm abhängt. Was diese vielversprechende zukünftige Therapieoption bei der Testung im humanen System wirklich hält, bleibt abzuwarten.

3.10. Zytokine mit eher anti-inflammatorischer Wirkung

■ **Transforming growth factor β**

Transforming growth factor-β (TGF-β) ist ein wichtiger Gegenspieler proinflammatorischer Zytokine und verfügt zudem über immunsuppressive Eigenschaften. TGF-β greift im Bereich der T-Zellen und Endothelien regulierend in Autoimmunerkrankungen ein. Über eine Hemmung der *in vitro*-Aktivierung MBP-spezifischer T-Zellen kann TGF-β eine EAE verhindern bzw. abmildern. Nach Remission eines Schubes appliziert, kann dieses Zytokin in der schubförmig remittierenden EAE das erneute Auftreten eines Schubes verhindern. Während der Induktion einer EAE appliziert vermag es den Beginn der Erkrankung um wenige Tage hinauszuschieben. Neutralisierende Antikörper gegen TGF-β verstärken hingegen die Schwere der Krankheit und lassen vermuten, dass dieses Zytokin bei der Begrenzung und Terminierung dieser Autoimmunerkrankung eine Rolle spielt. TGF-β kann die Antwort autoaggressiver T-Zellen limitieren, die Reifung von APC verhindern und die Differenzierung naiver T-Zellen in Th1- oder Th2-Effektorzellen hemmen. Dies geschieht insbesondere über die Hemmung von Transkriptionsfaktoren. Die Expansion differenzierter T-Zellen sowie die Th2-Antwort kann durch TGF-β jedoch auch gefördert werden.

TGF-β scheint eine wichtige Funktion in Förderung der Krankheitsremission zu besitzen, denn zum einen steigt die Expression von TGF-β-mRNA im Rückenmark von Tieren mit EAE kurz vor dem Einsetzen der Remission, zum anderen ist bei anhaltender Schubtätigkeit in der DA-Ratte keine mRNA kodierend für TGF-β im Rückenmark nachweisbar, was eine Erklärung für den chronisch schubförmigen Verlauf dieser EAE-Form sein kann. Suppressor-Zellen von in Remission befindlichen Ratten hemmen die Sekretion von IFN-γ und TNF-α/LT durch enzephalitogene T-Zellen. Auch bei der Toleranzinduktion konnte eine Beteiligung dieses Zytokins in Form von TGF-β sezernierenden Suppressor-Zellen nachgewiesen werden. Ob jedoch die orale Toleranz über TGF-β sezernierende T-Zellen oder über klonale Anergie vermittelt ist, hängt offenbar von der oral applizierten Dosis des Antigens ab. Dabei induzieren hohe Dosen Anergie, niedrigere jedoch Suppressor-T-Zellen.

TGF-β kann direkt Th1-Zellen beeinflussen, darüber hinaus scheint TGF-β auch an den zerebralen Endothelien zu wirken. Es verhindert dort vermutlich über eine Hemmung der IFN-γ-vermittelten Aktivierung endothelialer Zellen die Einwanderung aktivierter T-Zellen in das ZNS.

Von allen Th2-Zytokinen scheint TGF-β das vielversprechendste zu sein, wenn es um die Reduktion entzündlich demyelinisierender Bedingungen geht. Die Phagozytose des Myelins kann durch TGF-β *in vitro* effektiv verhindert werden. TGF-β schützt vor einer EAE, verhindert Schübe und supprimiert gemeinsam mit IL-4 und IL-10 die NO-Produktion in Kokulturen von Astro- und Mikroglia.

3.10. Zytokine mit eher antiinflammatorischer Wirkung

■ Interleukin-4

Das Th2-Zytokin IL-4 ist kein streng antiinflammatorisches Zytokin, jedoch ist es durchaus in der Lage, die Produktion von Th1-Zellen und damit auch die Sekretion von IL-2 und TNF-α zu verhindern. Die Differenzierung von Th2-Zellen hingegen mit konsekutiver Produktion von IL-4 und IL-10 wird durch IL-4 gefördert. Eine wichtige Rolle des IL-4 bei der Begrenzung einer EAE ist beschrieben. So kann die Behandlung mit IL-4 den Verlauf einer EAE in SJL/J-Mäusen günstig beeinflussen, jedoch nur, wenn IL-4 vor der Manifestation einer EAE appliziert wird. Auch spielt IL-4 sowohl bei der Spontanremission der EAE in der Lewis-Ratte, als auch bei der Induktion einer oralen Toleranz mit MBP eine Rolle und erhöht dessen protektiven Effekt über eine verstärkte TGF-β-Sekretion. Darüber hinaus vermindert IL-4 die Demyelinisierung, senkt die Produktion proinflammatorischer Zytokine und stimuliert *in vitro* auch die Myelindegradation. Die rasche Entfernung des Myelins scheint im erkrankten Individuum von Vorteil zu sein und zu einer schnelleren Remyelinisierung zu führen, da Myelin Axon-inhibierende Faktoren enthält.

IL-4 ist jedoch weder für eine Spontanremission, noch für die Schubprophylaxe zwingend erforderlich. IL-4 -/- Mäuse entwickeln einen normalen oder nur marginal schwereren Krankheitsverlauf der EAE als die Wildtyp-Tiere und sind ebenso fähig zu remittieren, was zeigt, dass für die Begrenzung der EAE vermutlich IL-10 das wichtigere Zytokin ist.

■ Interleukin-10

Das immunregulatorische, von Th2-Lymphozyten sezernierte Zytokin IL-10 spielt eine wesentliche Rolle bei entzündlichen und (auto-) immunen Reaktionen, die es zu limitieren und terminieren vermag. Dabei ist es wichtiger Bestandteil bei der Differenzierung und Funktion regulatorischer T-Zellen, die wiederum für die Kontrolle der Immunantwort sowie der Toleranzinduktion verantwortlich sind. Aufgrund seiner antiinflammatorischen und immunsuppressiven Wirkung konnte ein günstiger Effekt dieses Zytokins auf den Verlauf insbesondere zellulär vermittelter Autoimmunerkrankungen wie der EAE gezeigt werden. IL-10 fördert die Entwicklung einer Th2-Immunantwort und hemmt die Aktivierung von Monozyten, Makrophagen und dendritischen Zellen und bewirkt somit eine deutlich reduzierte Produktion proinflammatorischer Zytokine, Chemokine sowie Adhäsionsmoleküle. Durch Hemmung der IL-12-Produktion sowie der IL-12-Rezeptor-Expression kann IL-10-kostimulatorische Signale von Makrophagen, IFN-γ-Produktion durch stimulierte T-Zellen sowie die T-Zell-Antwort auf Antigene vermindern, indem es über eine reduzierte Expression kostimulatorischer Moleküle und MHC-II in Antigen-präsentierenden Zellen eine suffiziente Antigen-Präsentation verhindert. Antigen-präsentierende Zellen setzen IL-10 frei, welches wiederum die Differenzierung und IL-10-Produktion von T-Zellen fördert, diese T-Zellen anerg gegenüber einer Restimulation mit Antigen macht und eine Proliferation naiver T-Zellen wie auch die Migration dendritischer Zellen in Lymphknoten verhindert. In der Terminations- und Remissionsphase einer EAE sind IL-10-mRNA- und IL-10-produzierende Zellen stark vermehrt, kurz vor einer schubförmigen Verschlechterung hingegen sind die IL-10-Spiegel sehr niedrig. IL-10-defiziente Mäuse sind hochempfänglich für eine EAE und zeigten eine verstärkte Th1-Antwort und IFN-γ-Produktion mit fehlender Remission. Dies ist auch der Fall, wenn die IL-10-Defizienz auf B-Zellen beschränkt ist, wobei hier die fehlende Fähigkeit zur Remission durch den Transfer von B-Zellen aus Wildtyp-Tieren wieder aufgehoben werden kann. Ebenso nimmt nach Neutralisation von IL-10 die Inzidenz und Schwere einer EAE deutlich zu. Transgene, IL-10-überexprimierende Mäuse sind hingegen resistent gegenüber einer EAE, auch der adoptive Transfer autoreaktiver T-Zellen mit verstärkter, genetisch determinierter IL-10-Sekretion kann den Beginn einer EAE verzögern. Dies beruht vermutlich auf dem Wechselspiel zwischen IL-10 und seinem Gegenspieler, dem proinflammatorischen IL-12. Sobald IL-10 fehlt, wird IL-12 konsekutiv hochreguliert und somit die IFN-γ-Antwort der T-Zellen verstärkt. Eine Applikation von IL-10 im korrekten Kompartiment und zum richtigen Zeitpunkt kann im Fall einer exzessiven Th1- oder Th2-Entzündung positiv auf den Verlauf wirken, eine Überproduktion kann hingegen zu einer Immunsuppression führen. Jedoch kann IL-10 eine EAE weit weniger gut unterdrücken wie beispielsweise TGF-β, da es die Produktion von TNF-α/LT durch MBP-spezifische Zellen zwar hemmt, die Proliferationsrate dieser Zellen jedoch nicht verringert. Erste Versuche einer Therapie der EAE mit IL-10 verliefen sehr inkonsistent. So besserte die Applikation von IL-10 die Symptome einer EAE in Ratten, bei Mäusen hingegen führte das gleiche Experiment zu einer Verstärkung der Erkrankung. IL-10 musste dabei zeitgleich mit der aktiven Immunisierung appliziert werden und konnte dann, vermutlich über eine partielle Hemmung der Entwicklung enzephalitogener T-Zellen in einigen Fällen den Krankheitsverlauf positiv beeinflussen. Sind die T-Zellen jedoch einmal aktiviert, können sie, von peripher exprimierten IL-10 völlig unbeeindruckt, die Blut-Hirn-Schranke durchbrechen und die entzündliche Reaktion auslösen. Auch die intrakranielle Applikation von IL-10 oder IL-10-kodierender cDNA vermag, kurz vor dem erwarteten Krankheitsbeginn appliziert, den Verlauf der Erkrankung nicht zu beeinflussen. Inadäquate Dosierung und unpassender Zeitpunkt der Applikation sind eine mögliche Erklärung für diese Ergebnisse. Einer anderen Gruppe gelang es hingegen durch tägliche intrathekale Injektionen den Krankheitsverlauf günstiger zu gestalten, jedoch nur solange die Injektionen auch täglich durchgeführt wurden.

Im Gegensatz dazu wirkt IL-10 zusammen mit passivem Transfer enzephalitogener T-Zellen appliziert sogar schädlich und verstärkt die Erkrankung. IL-10 hat auch immunstimulatorische Fähigkeiten und kann Rekrutierung, Proliferation sowie zytotoxische Eigenschaften von CD 8+ Zellen induzieren. Zudem ist IL-10 in der Lage, insbesondere gemeinsam mit anderen Zytokinen, beispielsweise IL-18, die Zytotoxizität von NK-Zellen zu verstärken.

Jedoch werden einzelne IL-10 vermittelte Regulationswege in der Pathogenese einer EAE, die den Krankheitsverlauf eher negativ beeinflussen, durch eine Vielzahl protektiver Mechanismen vermutlich mehr als ausgeglichen, so dass die Hauptwirkung von IL-10 die eines potenten Suppressors der Autoimmunreaktion bleibt.

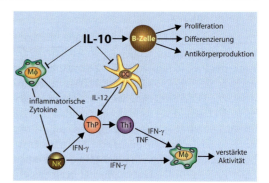

Abb. 3.3: Inhibitorische und stimulatorische Wirkung von IL-10. IL-10 hemmt die Funktion von Monozyten und DC, stimuliert jedoch Aktivierung, Proliferation und Differenzierung von B-Zellen.

■ Interleukin-13

Die Applikation von humanem rekombinanten IL-13 kann eine EAE supprimieren und hat einen protektiven Effekt auf die Entwicklung der Erkrankung. *In vitro* ist IL-13 ein potenter Modulator verschiedener Makrophagenfunktionen, wie zum Beispiel der Produktion proinflammatorischer Zytokine

3.11. Schlussbemerkung

Die Fähigkeit verschiedener Zytokine, sowohl pro- als auch antiinflammatorisch zu wirken, deutet auf ein äußerst komplexes Zytokinnetzwerk, das bislang noch nicht hinreichend verstanden ist, hin. Die Entdeckung immer wieder neuer Zytokine erschwert zusätzlich unser Verständnis dieses Netzwerkes. "Gute" wie "schlechte" Effekte auf den Verlauf einer EAE sind für viele Zytokine beschrieben und im gesunden Organismus offenbar ausbalanciert. Die Entwicklung von T-Zellen, die in hohem Maße antiinflammatorische Zytokine produzieren, ist eine mögliche Option für die Therapie autoimmuner Erkrankungen.

3.12. Literatur

Beebe AM, Cua DJ, de Waal Malefyt R. The role of interleukin-10 in autoimmune disease: systemic lupus erythematosus (SLE) and multiple sclerosis (MS). Cytokine Growth Factor Rev. 2002 Aug-Oct;13(4-5):403-12. Review.

Braciak TA, Pedersen B, Chin J, Hsiao C, Ward ES, Maricic I, Jahng A, Graham FL, Gauldie J, Sercarz EE, Kumar V. Protection against experimental autoimmune encephalomyelitis generated by a recombinant adenovirus vector expressing the V beta 8.2 TCR is disrupted by co-administration with vectors expressing either IL-4 or -10. J Immunol. 2003 Jan 15;170(2):765-74.

Brocke S, Quigley L, McFarland HF, Steinman L. Isolation and Characterization of Autoreactive T Cells in Experimental Autoimmune Encephalomyelitis of the Mouse Methods. 1996 Jun;9(3):458-62.

Cua DJ, Sherlock J, Chen Y, Murphy CA, Joyce B, Seymour B, Lucian L, To W, Kwan S, Churakova T, Zurawski S, Wiekowski M, Lira SA, Gorman D, Kastelein RA, Sedgwick JD. Interleukin-23 rather than interleukin-12 is the critical cytokine for autoimmune inflammation of the brain. Nature. 2003 Feb 13;421(6924):744-8.

Denkinger CM, Denkinger M, Kort JJ, Metz C, Forsthuber TG. In vivo blockade of macrophage migration inhibitory factor ameliorates acute experimental autoimmune encephalomyelitis by impairing the homing of encephalitogenic T cells to the central nervous system. J Immunol. 2003 Feb 1;170(3):1274-82.

Di Marco R, Khademi M, Wallstrom E, Iacobaeus E, Salvaggio A, Caracappa S, Papoian R, Nicoletti F, Olsson T. Curative effects of recombinant human Interleukin-6 in DA rats with protracted relapsing experimental allergic encephalomyelitis. J Neuroimmunol. 2001 Jun 1;116(2):168-77.

Di Rosa F, Francesconi A, Di Virgilio A, Finocchi L, Santilio I, Barnaba V. Lack of Th2 cytokine increase during spontaneous remission of experimental allergic encephalomyelitis. Eur J Immunol. 1998 Dec;28(12):3893-903.

Falcone M, Sarvetnick N. Cytokines that regulate autoimmune responses. Curr Opin Immunol. 1999 Dec;11(6):670-6.

Furtado GC, Curotto de Lafaille MA, Kutchukhidze N, Lafaille JJ. Interleukin 2 signaling is required for CD4(+) regulatory T cell function. J Exp Med. 2002 Sep 16;196(6):851-7.

Gijbels K, Engelborghs S, De Deyn PP. Experimental autoimmune encephalomyelitis: an animal model for multiple sclerosis. Neuroscience research communications 2000, Vol. 26, No.3

Gold R, Hartung HP, Toyka KV. Animal models for autoimmune demyelinating disorders of the nervous system. Mol Med Today. 2000 Feb;6(2):88-91. Review.

Hemmer B, Archelos J, Hartung HP. New concepts in the immunopathogenesis of multiple sclerosis; Nat Rev Neurosci. 2002 Apr;3(4):291-301

Hill N; Sarvetnick N. Cytokines: promoters and dampeners of autoimmunity; Current Opinion in Immunology 2002, 14:791-797

Ishihara K, Hirano T. Related IL-6 in autoimmune disease and chronic inflammatory proliferative disease. Cytokine Growth Factor Rev. 2002 Aug-Oct;13(4-5):357-68. Review.

Issazadeh S, Ljungdahl A, Hojeberg B, Mustafa M, Olsson T. Cytokine production in the central nervous system of Lewis rats with experimental autoimmune encephalomyelitis: dynamics of mRNA expression for interleukin-10, interleukin-12, cytolysin, tumor necrosis factor alpha and tumor necrosis factor beta. J Neuroimmunol. 1995 Sep;61(2):205-12.

Kollias G, Kontoyiannis D. Role of TNF/TNFR in autoimmunity: specific TNF receptor blockade may be advantageous to anti-TNF treatments. Cytokine Growth Factor Rev. 2002 Aug-Oct;13(4-5):315-21. Review.

Kuchroo VK, Anderson AC, Waldner H, Munder M, Bettelli E, Nicholson LB. T cell response in experimental autoimmune encephalomyelitis (EAE): role of self and cross-reactive antigens in shaping, tuning, and regulating the autopathogenic T cell repertoire. Annu Rev Immunol. 2002;20:101-23. Epub 2001 Oct 04.

Link H, Xiao BO. Rat models as a tool to develop new immunotherapies; Immunological Reviews 2001, 184: 117-128

Lorentzen JC, Issazadeh S, Storch M, Mustafa MI, Lassman H, Linington C, Klareskog L, Olsson T. Protracted, relapsing and demyelinating experimental autoimmune encephalomyelitis in DA rats immunized with syngeneic spinal cord and incomplete Freund's adjuvant. J Neuroimmunol. 1995 Dec 31;63(2):193-205.

Moore KW, de Waal Malefyt R, Coffman RL, O'Garra A. Interleukin-10 and the interleukin-10 receptor. Annu Rev Immunol. 2001;19:683-765. Review.

Romagnani S. The Th1/Th2 paradigm. Immunol Today. 1997 Jun;18(6):263-6. Review.

Smeltz RB, Swanborg RH.: Concordance and contradiction concerning cytokines and chemokines in experimental demyelinating disease; J Neurosci Res. 1998 Jan 15;51(2):147-53. Review.

Steinman L. Assessment of animal models for MS and demyelinating disease in the design of rational therapy. Neuron. 1999 Nov;24(3):511-4. Review.

Stoll G, Jander S, Schroeter M. Cytokines in CNS disorders: neurotoxicity versus neuroprotection. J Neural Transm Suppl. 2000;59:81-9. Review.

Swanborg RH. Experimental autoimmune encephalomyelitis in the rat: lessons in T-cell immunology and autoreactivity. Immunological Reviews 2001, 184: 129-135

Wang J, Asensio VC, Campbell IL. Cytokines and chemokines as mediators of protection and injury in the central nervous system assessed in transgenic mice. Curr Top Microbiol Immunol. 2002;265:23-48. Review.

Zhang GX, Xu H, Kishi M, Calida D, Rostami A. The role of IL-12 in the induction of intravenous tolerance in experimental autoimmune encephalomyelitis. J Immunol. 2002 Mar 1;168(5):2501-7.

Biologie und Pharmakologie von Interferon-β

4. Biologie und Pharmakologie von Interferon-β

Als "Interferone" bezeichnet man eine Gruppe von Zytokinen, deren wesentliches gemeinsames Merkmal ihre antivirale (mit der Virusreplikation "interferierende") Wirkung ist (☞ Kap. 1.). Erst später fand man, dass den Interferonen auch antiproliferative und immunmodulatorische Eigenschaften zukommen. Internationale nomenklatorische Richtlinien sehen - dem Bedürfnis nach einer möglichst einheitlichen Nomenklatur Rechnung tragend - seit langem vor, neu entdeckte Zytokine nur noch als "Faktoren" (Abk. F) und biologisch und biochemisch hinreichend charakterisierte Faktoren als "Interleukine" (Abk. IL; Bsp.: IL-10) auszuweisen. Dennoch wurde bisher - aus pragmatischen, aber auch aus wissenschaftshistorischen Gründen - auf eine Überführung der überkommenen Interferon-Nomenklatur in das moderne Interleukinsystem verzichtet: Die Interferon-Nomenklatur ist weiterhin offen und in den vergangenen Jahren wurden zahlreiche neue Interferone in das bestehende nomenklatorische System integriert.

Die gebräuchliche Abkürzung für Interferon lautet "IFN". Durch die ergänzende Voranstellung von "n" oder "r" wird angegeben, ob es sich um ein natürliches (nIFN) oder ein rekombinantes (rIFN) Interferon handelt. Durch einen zweistelligen Buchstabencode wird unterschieden, aus welcher Spezies das betreffende Interferon stammt (z.B. "hu IFN" = humanes Interferon, "mu IFN" = murines Interferon, "bo IFN" = bovines Interferon etc.). Danach, ob ein Interferon an den sog. Typ I- oder aber an den sog. Typ II-Interferonrezeptor bindet, werden Typ I- und Typ II-Interferone unterschieden. Die verschiedenen Interferon-*Familien* werden durch einen nachgestellten griechischen Buchstaben gekennzeichnet (z.B. "IFN-α" oder "IFN-alpha"). Die Zugehörigkeit zu einer Interferonfamilie richtet sich dabei nach dem Grad der Homologie der einzelnen Interferone auf Gen- und Proteinebene. Die Gruppe der Typ I-Interferone umfasst die Interferon-Familien alpha, beta, delta, kappa, omega, epsilon und tau sowie das neu entdeckte Interferon Limitin. Einziges Typ II-Interferon ist das IFN-γ. Die *Mitglieder einer Interferonfamilie* schließlich werden durch eine nachgestellte arabische Ziffer unterschieden (z.B.

"IFN-α1", "IFN-α2" etc.). Während die Familie der humanen α-Interferone ca. 25 Mitglieder umfasst, ist beim Menschen nur ein β- und nur ein γ-Interferon bekannt. Ein lange vermutetes zweites β-Interferon ("IFN-β2"), das sich u.a. als Verunreinigung in natürlichen β-Interferon-Präparaten fand, ist heute als IL-6 identifiziert und wird nicht mehr den Interferonen zugerechnet.

Stimmt die Primärstruktur eines rekombinanten Interferons mit jener des natürlich vorkommenden Vorbildes überein, so wird dies durch die Nachstellung des lateinischen Buchstabens a kenntlich gemacht (z.B. IFN-β1a); weicht die Primärstruktur des rekombinanten Proteins von jener des natürlichen Vorbildes ab, so wird dies durch die Nachstellung der - in zeitlicher Staffelung vergebenen - lateinischen Buchstaben b, c, d, e etc. angegeben (z.B. IFN-β1b). So lautet dann die vollständige Abkürzung für ein rekombinantes und gentechnisch in seiner Primärstruktur nicht verändertes humanes Interferon-alpha2 korrekterweise "hu rIFN-α2a" oder "hu rIFN-alpha2a".

Die aktuelle Nomenklatur der Interferone geht im wesentlichen auf die Empfehlungen des Nomenklaturkomitees der ISICR (International Society for Interferon and Cytokine Research) zurück.

4.1. Biologie von Interferon-β

Alle Typ I-Interferone (IFN- α, β, δ, κ, τ, ω, ε, Limitin) entfalten ihre Wirkung über einen gemeinsamen Rezeptor, den sog. Typ I-Interferonrezeptor. Dies erklärt die sehr ähnlichen Wirkprofile der Typ I-Interferone.

Als Hauptproduktionsort von IFN-β gelten Fibroblasten sowie einige epitheliale Zellen. Wahrscheinlich sind jedoch alle humanen Zelltypen unter geeigneten Induktionsbedingungen zur Produktion von IFN-β in der Lage. Nach seinem Hauptproduktionsort wurde IFN-β früher auch als "Fibroblasten-Interferon" (Abkürzungen: Fi-Interferon, IFN-βFi, Fi-IFN u.ä.) bezeichnet. Hauptort der Virus-induzierten IFN-β-Produktion im peripheren Blut sollen CD4+CD11-Typ-2-DC-Precursorzellen (pDC2) sein (Siegal et al., 1999; Kadowaki et al., 2000).

4.1.1. Das Protein

Das IFN-β-Gen (IFNB; Derynck et al., 1980) liegt auf dem kurzen Arm von Chromosom 9 in unmittelbarer Nähe des α-Interferon-Clusters und gilt als das stammesgeschichtlich älteste IFN-Gen. Die IFNB-CDS umfasst 564 Basenpaare (davon kodieren 63 Basenpaare für das Signalpeptid). Das reife IFN-β hat eine Länge von 166 Aminosäuren und ein Molekulargewicht von ca. 23 kDa, wobei das genaue Gewicht je nach Zuckerstruktur leicht variiert. Berücksichtigt man nur den Proteinanteil, so beträgt das Molekulargewicht nur 18 kDa. Dies ist zu beachten, wenn Massenangaben für glykosylierte rekombinante β-Interferone mit solchen für nicht-glykosylierte rekombinante β-Interferone verglichen werden. Ein 21 AS langes Signalpeptid wird vor Sekretion abgespalten.

Aminosäuresequenz	
1	MTNKCLLQIA LLLCFSTTAL
21	SMSYNLLGFL QRSSNCQCQK
41	LLWQLNGRLE YCLKDRRNFD
61	IPEEIKQLQQ FQKEDAAVTI
81	YEMLQNIFAI FRQDSSSTGW
101	NETIVENLLA NVYHQRNHLK
121	TVLEEKLEKE DFTRGKRMSS
141	LHLKRYYGRI LHYLKAKEDS
161	HCAWTIVRVE ILRNFYVINR
181	LTGYLRN

Tab. 4.1: IFN-β: Basensequenz und Aminosequenz mit Signalpeptid.

Basensequenz	
1	atgaccaaca agtgtctcct
21	ccaaattgct ctcctgttgt
41	gcttctccac gacagctctt
61	tccatgagct acaacttgct
81	tggattccta caaagaagca
101	gcaattgtca gtgtcagaag
121	ctcctgtggc aattgaatgg
141	gaggcttgaa tactgcctca
161	aggacaggag gaactttgac
181	atccctgagg agattaagca
201	gctgcagcag ttccagaagg
221	aggacgccgc agtgaccatc
241	tatgagatgc tccagaacat
261	ctttgctatt ttcagacaag
281	attcatcgag cactggctgg
301	aatgagacta ttgttgagaa
321	cctcctggct aatgtctatc
341	atcagagaaa ccatctgaag
361	acagtcctgg aagaaaaact
381	ggagaaagaa gatttcacca
401	gggaaaacg catgagcagt
421	ctgcacctga aaagatatta
441	tgggaggatt ctgcattacc
461	tgaaggccaa ggaggacagt
481	cactgtgcct ggaccatagt
501	cagagtggaa atcctaagga
521	acttttacgt cattaacaga
541	cttacaggtt acctccgaaa
561	ctga

Wie alle Interferone gehört auch IFN-β zur Gruppe der helicalen Zytokine. Fünf annähernd parallel verlaufende α-Helices (A: 2-22, B: 51-71, C: 80-107, D: 112-136 bzw. 118-136, E: 139-162) sind durch vier Loops (AB, BC, CD, DE) miteinander verbunden (Abb. 4.1). Die Cysteine 31 und 141 bilden eine Disulfidbrücke zwischen Loop AB1 (23-35) und Loop DE aus, die für die biologische Funktion des Proteins unerlässlich ist. Ein weiteres Cystein befindet sich an Position 17 und ist *in vivo* nicht an der Ausbildung von Schwefelbrücken beteiligt. Nur unter bestimmten denaturierenden Bedingungen, bei längerer Lagerung des Moleküls sowie bei Expression in E. coli kommt es zu einer Disulfidbrückenbildung zwischen Cys17 und den anderen Cystein-Sites. Das dabei entstehende sog. "coli-konfigurierte" IFN-β ist biologisch nicht aktiv. Das Core des Proteins wird durch hydrophobe Wechselwirkungen und Wasserstoffbrückenbindungen stabilisiert. Das Gesamtmolekül hat eine leicht zylindrische Form und misst etwa 20x30x30 Å. Im Kristall liegt IFN-β als Dimer vor (Karpusas et al., 1997). Es interagieren die AB-Loop und die D-Helix des einen Moleküls mit der A- und C-Helix sowie der sehr mobilen CD-Loop des anderen Moleküls. Als Folge der Dimerbildung kommt es zu einer Änderung der Konformation des ersten Moleküls. So verkürzt sich dessen D-Helix im Dimer um 6 AS (118-136 statt 112-138) zugunsten des CD-Bandes. Zwischen den Interaktionsflächen des Moleküls findet sich ein Zinkion (Zn^{2+}), das tetrahedral durch das Histidin in Position 121 des ersten Moleküls und die beiden Histidine in Position 93 und 97 des zweiten Moleküls sowie ein Wassermolekül an der vierten Koordinationsstelle gehalten wird. Dimerisiertes IFN-β ist biologisch inaktiv. Ob es auch physiologisch in größerem Umfang zu einer Zink-vermittelten, asymmetrischen Dimerbildung, wie sie sich im Kristall manifestiert, kommt, ist umstritten. Wie andere Typ I-Interferone ist IFN-β erstaunlich säurestabil (noch bei pH 2) und weist zudem eine erhebliche Hitzebeständigkeit auf.

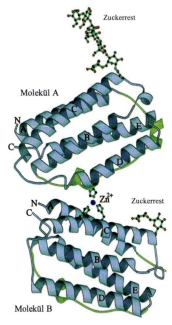

Abb. 4.1: Interferon-β. Schematische Darstellung der kristallographisch ermittelten Struktur. Im Kristall liegt IFN-β als Dimer vor. Zwischen den Interaktionsflächen des Moleküls findet sich, ähnlich wie im IFN-α2a-Kristall, ein Zinkion (Zn^{2+}), das tetrahedral durch das Histidin in Position 121 des ersten Moleküls und die beiden Histidine in Position 93 und 97 des zweiten Moleküls sowie ein Wassermolekül an der vierten Koordinationsstelle gehalten wird [Karpusas M, Nolte M, Benton CB, Meier W, Lipscomb WN, Goelz S. The crystal structure of human interferon beta at 2.2-A resolution. Proc Natl Acad Sci USA. 1997 Oct 28; 94(22): 11813-8. ©(1997) National Academy of Sciences, U.S.A.].

4.1.2. Glykosilierung

Das natürliche IFN-β ist ein Glykoprotein. Ein Asparagin an Position 80 fungiert als N-Glykosylierungsstelle. N-Glykosylierungen finden im endoplasmatischen Retikulum (ER) statt. Das unmittelbare Translationsprodukt (Prä-IFN-β) besitzt ein 21 AS langes Signalpeptid (Abb. 4.2) am N-terminalen Ende. Nach Durchtritt durch die Membran wird das Signalpeptid im Inneren des ER durch eine Signalpeptidase abgespalten (aus dem Prä-IFN-β wird das reife IFN-β) und es werden Oligosaccharid-Reste aus ihrer Bindung an Dolicholdiphosphat auf die Amid-Gruppe des Asparagins übertragen. Im Golgiapparat wird der Zuckerrest weiter modifiziert: N-Acetylneuraminsäure-, N-Acetylglucosamin- und Galactose-Reste werden auf die KH-Seitenkette übertragen.

IFN-β ist inhomogen glykosyliert, d.h. der genaue Aufbau des Zuckerrests variiert und ist vom exprimierenden Zelltyp abhängig. Selbst innerhalb einer Zelllinie werden - in relativ festen prozentualen Anteilen - unterschiedliche Zucker gebildet. Nach der Anzahl der parallel laufenden Zuckerketten werden di- und triantennäre Zucker unterschieden. Triantennäre Zucker gelten als stärker immunogen.

Im wesentlichen können drei IFN-β-Glykosylierungsvarianten (Conradt et al., 1987) unterschieden werden (Abb. 4.2). Variante 1 besitzt einen biantennären Zucker und trägt - als Charakteristikum - an beiden "Antennenspitzen" je eine α2-3-gekoppelte N-Acetyl-Neuraminsäure (deshalb auch als "Sialinsäure-Variante" bezeichnet), die sich sonst in keiner der übrigen Varianten findet, und stellt sowohl in Fibroblastenzellen (<70 %) als auch in den zur Produktion rekombinanten IFN-β verwendeten CHO-Zellen (>95 %) die häufigste Variante dar. Die IFN-β-Variante 2 trägt ebenfalls einen biantennären Zucker, der sich jedoch im Aufbau unterscheidet, und kommt sowohl im natürlichen (<10 %) als auch im rekombinanten IFN-β (<3 %) nur in geringer Menge vor. Variante 3, die sich durch eine erhöhte Antigenität auszeichnen soll, besitzt einen triantennären Zucker und soll in rekombinanten CHO-Präparaten deutlich seltener vorkommen (<3 %) als im natürlichen IFN-β (<15 %).

Glykosyliertes IFN-β neigt in erheblich geringerem Umfang zur Bildung biologisch inaktiver Dimere. Auch verbessert die Glykosylierung die Wasserlöslichkeit deutlich: Der Zuckerrest schützt die ungeladene Oberfläche des durch seine zahlreichen hydrophoben Aminosäuren (Leucin, Tyrosin, Isoleucin) schlecht wasserlöslichen und hoch gewebsaffinen Proteins vor dem Solvens und lässt durch die eigene Elektronegativität einen elektrischen Dipol entstehen, der von einer ausgeprägten

4.1. Biologie von Interferon-β

Hydrathülle umgeben wird. Auch scheint der Zuckerrest antigene Epitope zu maskieren und so die Immunogenität zu reduzieren. Tatsächlich finden sich neutralisierende Antikörper am häufigsten bei Patienten, die mit nicht-glykosyliertem IFN-β behandelt wurden (☞ Kap. 5.). Auch soll nicht-glykosyliertes IFN-β rascher metabolisiert werden. Die Glykosylierung hat mithin eine höhere spezifische biologische Aktivität, eine höhere Bioverfügbarkeit, eine längere Halbwertszeit und eine geringere Antigenität zur Folge.

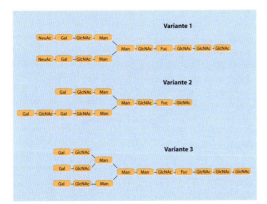

Abb. 4.2: Interferon-β Glykosylierungsvarianten.

4.1.3. Induktion

IFN-β wird beim Gesunden vermutlich in geringen Mengen auch spontan, d.h. ohne exogene Induktion, produziert. Es gibt Hinweise auf eine Beteiligung dieser konstitutiven IFN-β-Produktion an Vorgängen, die die Kontrolle von Zellwachstum und Zelldifferenzierung betreffen. Auch scheint diese basale spontane IFN-β-Synthese die Expression solcher Faktoren zu unterhalten, deren konstitutive Anwesenheit im Zytoplasma als conditio sine qua non einer optimalen IFN-Antwort gelten. Als effiziente exogene Induktoren der IFN-β-Expression sind neben Viren auch andere Mikroorganismen (Bakterien, Protozoen) und deren Bestandteile (z.B. bakterielle Lipopolysaccharide, virale Envelope-Glykoproteine) beschrieben. Als besonders potenter Induktor gilt die im Rahmen der viralen Replikation entstehende dsRNA. Darüber hinaus bewirken auch einige Zytokine wie z.B. IL-1β (früher daher auch als "IFN-β-*inducing factor*" bezeichnet) und evtl. auch TNF-α, nicht-methylierte DNA, non-sense-DNA, LPS sowie eine Reihe von Mitogenen eine vermehrte IFN-β-Expression. Ein und derselbe Induktor kann in unterschiedlichen Zielzellen unterschiedliche Interferone induzieren. So führt die Stimulation humaner Fibroblasten mit dsRNA zur Produktion von IFN-β, die Stimulation humaner Monozyten mit demselben Induktor hingegen zur Produktion von IFN-α. Maximale IFN-β-Level werden ca. 6-12 Stunden nach viraler Stimulation gemessen, nach 18-24 h ist das Ausgangsniveau i.d.R. wieder erreicht.

Die Induktion der IFN-Expression erfolgt mittelbar durch Aktivierung einer Reihe von Transkriptionsfaktoren durch die genannten Induktoren. Nicht weit stromaufwärts der TATA-Box des IFN-β-Gens findet sich ein weniger als 60 Basenpaare langer Enhancer (-104 bis -37). Innerhalb dieses Enhancers können vier Bindungsstellen für Transkriptionsfaktoren und architektonische Proteine unterschieden werden (sog. positive regulatorische Domänen, Abk. PRDI-IV).

Ein allgemein akzeptiertes Modell (Kim et al., 1997; Maniatis et al., 1998; Yie et al., 1999) sieht für die IFN-β-Induktion folgendes Szenario vor: Nach einer viralen Infektion der Zellen kommt es in einem ersten Schritt zur Aktivierung von *NFκB* durch Freisetzung aus seiner blockierenden Bindung an IκB, das ubiquiniert und proteosomal abgebaut wird. Das freigesetzte NFκB (p50/p65) wandert in den Nukleus und bindet dort an PRDII (-64 bis -55), das aktivste der vier Enhancerelemente. Gleichzeitig kommt es zur Anlagerung des high mobility group (HMG) proteins I(Y) an eine A-T-reiche Region innerhalb der PRDII sowie einen ebenfalls A-T-reichen Abschnitt einer benachbart liegenden negativen regulatorischen Domäne (NRDI). HMG I(Y) ist als architektonisches Protein maßgeblich an der Konstitution des IFNβ-Enhancerkomplexes beteiligt und erhöht die Affinität für NFκB um den Faktor 10. Die Bindung eines zweiten Transkriptionsfaktors, eines aktivierten Heterodimers aus *AFT-2 und c-Jun* an die weiter stromaufwärts gelegene PRDIV (-104 bis -86) wird durch ein zweites HMG I(Y)-Molekül erleichtert, das im PRDIV-Bereich bindet. Die Orientierung von AFT-2/c-Jun auf der DNA wird durch die Bindung weiterer Transkriptionsfaktoren aus der Familie der Interferon-regulierenden Faktoren (*IRF3* und *IRF7*) vorgegeben. IRF3 und IRF7 liegen dabei als Komplex mit dem architektonischen Proteinkomplex *p300/CBP* vor als sog. virus-aktivierter Faktor (VAF). p300 und CBP stabilisieren die PIII-I-Bindung von IRF3 und 7 durch Interaktionen mit AFT-2/c-Jun und NFκB, sind an der Acetylierung der benachbarten Histone und damit am Remodeling der Chromatinstruktur beteiligt und wirken als Koaktivatoren der Transkription, indem sie den Kontakt mit den übrigen Komponenten des Präinitiationskomplexes herstellen: Das Enhanceosom interagiert über p300/CBP mit dem TFIIBAD/USA-Komplex - bestehend aus den allgemeinen Transkriptionsfaktoren TFIIB, TFIIA, TFIID und dem Koaktivatorkomplex USA (upstream stimulatory activator) - des allgemeinen Transkriptionsapparates an der TATA-Box sowie mit dem RNA-Polymerase-II-Komplex. Über die genauen Mechanismen, die zur Aktivierung der IFN-β-Transkriptionsfaktoren führen, ist noch wenig bekannt. U.a. sind an der Aktivierung sog. Toll-like receptors (TLRs) beteiligt. TLRs sind in der Lage, konservierte Strukturen viraler, bakterieller und anderer Mikroorganismen zu erkennen. Abb. 4.3 gibt die komplizierten Interaktionsverhältnisse schematisch wieder.

4.1.4. Typ I-Interferonrezeptor

IFN-β entfaltet - wie alle Interferone - seine vielfältigen antiviralen, antiproliferativen und immunmodulierenden Wirkungen über die Bindung an einen Rezeptor (Typ I-Interferon-Rezeptor, Typ I-IFNR, IFNAR): Die Ligand-Rezeptor-Bindung löst eine komplexe Signalkaskade im Zellinneren aus, die über die Aktivierung von Transkriptionsfaktoren zur Induktion sog. Interferon-stimulierbarer Gene (ISGs) führt. Die ISG-kodierten Genprodukte wiederum sind die eigentlichen Effektoren der IFN-β-Wirkung.

Der Typ I-Interferonrezeptor besteht aus zwei Untereinheiten: IFNAR-1 (IFNAR-α) und IFNAR-2 (IFNAR-β) (Lundgren et al., 1997; Mogensen et al., 1999). Beide sind - wie alle Zytokinrezeptoren - transmembranöse Rezeptoren und verfügen mithin je über eine extrazelluläre (IFNAR-1: 409 AS, IFNAR-2: 217 AS, res. 27-243), eine transmembranöse (IFNAR-1, IFNAR-2B und IFNAR-2C: 21 AS, res. 244-264) sowie eine intrazelluläre Domäne (IFNAR-1: 100 AS, IFNAR-2B: 67 AS, res. 265-331, IFNAR-2C: 251 AS, res. 265-515). IFNAR-2A entspricht der extrazellulären IFNAR-2-Domäne und ist mithin nicht in der Membran verankert: IFNAR-2A wird vielmehr sezerniert. Die extrazellulären Abschnitte enthalten - wie alle Zytokinrezeptoren - eine charakteristische, sog. D200-Domäne, die aus zwei homologen, je ca. 100 AS langen Subdomänen (SD100) besteht, von denen wiederum jede eine Immunglobulin-ähnliche Konformation einnimmt.

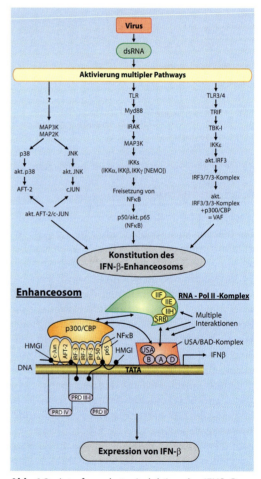

Abb. 4.3: Interferon beta. Induktion des IFNβ-Gens. Vermutete Aktivierungswege und Struktur des Enhanceosoms, Interaktionen des Enhanceosoms mit dem allgemeinen Transkriptionsapparat [mod. nach Maniatis et al., 1998; Barton et al., 2003].

4.1. Biologie von Interferon-β

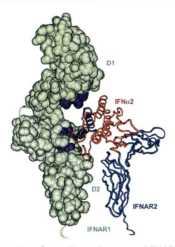

Abb. 4.4: Interferon-Typ-1-Rezeptor (IFNAR), bestehend aus den Untereinheiten IFNAR1 und IFNAR2C [nach Chill et al.].

Es ist von einer differenziellen Bindung der Typ I-Interferone auszugehen. Die differenzielle Art der Bindung an den Rezeptor entscheidet darüber, welche Signaltransduktionwege aktiviert und welche ISGs induziert werden, sowie darüber, in welchem Ausmaß dies geschieht. Werden Daudi-Zellen mit IFN-β stimuliert, so lässt sich mit anti-IFNAR-1-Antikörpern eine Kopräzipitation von IFNAR-1 und IFNAR-2 zeigen. Nach Stimulation mit IFN-α gelingt dies nicht. Es ist also davon auszugehen, dass IFN-β tatsächlich eine stärkere Bindung mit IFNR-2 eingeht als IFN-α. In Tyk2-defizienten Mäusen (Tyk2 ist eines der Schlüsselenzyme des klassischen Interferon-Pathways) bleibt die IFN-β-Antwort - gleichwohl abgeschwächt - erhalten, während die Stimulation mit IFN-α vollständig ohne Wirkung bleibt. Es legt dies nahe, dass IFN-β über denselben Rezeptor andere Signalwege aktiviert als IFN-α. Auch der Umstand schließlich, dass manche Gene deutlich stärker (so in manchen Glioblastom- und Melanomlinien) oder sogar ausschließlich durch IFN-β, jedoch nur abgeschwächt oder gar nicht durch IFN-α induzierbar sind, zeigt deutlich, dass aus der differenziellen Bindung und Signaltransduktion auch differenzielle Wirkungen resultieren. Über die strukturellen Unterschiede zwischen den verschiedenen Typ I-IFNs, die deren differenzieller Bindung an den Rezeptor zugrundliegen, ist noch wenig bekannt (Karpusas et al., 1997; Deonarain et al., 2002; Chill et al., 2003).

IFNAR-1	
1	MMVVLLGATT LVLVAVGPWV
21	LSAAAGGKNL KSPQKVEVDI
41	IDDNFILRWN RSDESVGNVT
61	FSFDYQKTGM DNWIKLSGCQ
81	NITSTKCNFS SLKLNVYEEI
101	KLRIRAEKEN TSSWYEVDSF
121	TPFRKAQIGP PEVHLEAEDK
141	AIVIHISPGT KDSVMWALDG
161	LSFTYSLLIW KNSSGVEERI
181	ENIYSRHKIY KLSPETTYCL
201	KVKAALLTSW KIGVYSPVHC
221	IKTTVENELP PPENIEVSVQ
241	NQNYVLKWDY TYANMTFQVQ
261	WLHAFLKRNP GNHLYKWKQI
281	PDCENVKTTQ CVFPQNVFQK
301	GIYLLRVQAS DGNNTSFWSE
321	EIKFDTEIQA FLLPPVFNIR
341	SLSDSFHIYI GAPKQSGNTP
361	VIQDYPLIYE IIFWENTSNA
381	ERKIIEKKTD VTVPNLKPLT
401	VYCVKARAHT MDEKLNKSSV
421	FSDAVCEKTK PGNTSKIWLI
441	VGICIALFAL PFVIYAAKVF
461	LRCINYVFFP SLKPSSSIDE
481	YFSEQPLKNL LLSTSEEQIE
501	KCFIIENIST IATVEETNQT
521	DEDHKKYSSQ TSQDSGNYSN
541	EDESESKTSE ELQQDFV
IFNAR-2C	
1	MLLSQNAFIF RSLNLVLMVY
21	ISLVFGISYD SPDYTDESCT
41	FKISLRNFRS ILSWELKNHS
61	IVPTHYTLLY TIMSKPEDLK
81	VVKNCANTTR SFCDLTDEWR
101	STHEAYVTVL EGFSGNTTLF
121	SCSHNFWLAI DMSFEPPEFE
141	IVGFTNHINV MVKFPSIVEE

Tab. 4.2: Type I-Interferon-Rezeptor: Primärstruktur IFNAR-1 und IFNAR2C.

Typ I-IFNRs werden nahezu ubiquitär exprimiert, wobei jedoch die Zahl der Rezeptoren pro Zelle je nach Gewebetyp erheblich variieren kann. Wie die Interferone selbst, so sind auch die Interferonrezeptoren in hohem Maße artspezifisch.

4.1.5. Signaltransduktion

Die IFN-β-Antwort wird maßgeblich über den JAK-STAT-Pathway vermittelt. Daneben existieren einige alternative Signalkaskaden, die gegenwärtig sämtlich noch schlecht charakterisiert sind.

Die JAK ("*just another kinase*") -Proteine werden auch "Janus-Kinasen" genannt (Abb. 4.5). Zur Familie der Janus-Kinasen gehören die Proteintyrosinkinasen JAK1, JAK2, JAK3 und Tyk2. JAKs sind rein zytoplasmatische Enzyme ohne transmembranöse Domäne. Für die IFN-β-Signaltransduktion sind v.a. Tyk2 und JAK1 von Bedeutung.

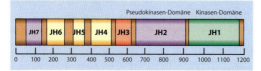

Abb. 4.5: Januskinasen: Domänenstruktur [mod. nach Levy et al., 2002].

STATs ("*signal transducers and activators of transcription*") sind zytoplasmatische Proteine, die an den Signaltransduktionskaskaden zahlreicher Zytokine beteiligt sind und nach Transport in den Nukleus als Transkriptionsfaktoren wirken (Abb. 4.6). Von den bislang sechs bekannten STAT-Proteinen sind an der Vermittlung der IFN-β-Wirkung v.a. STAT-1 (p91/p84) und STAT-2 (p113) beteiligt (Stark et al., 1998; Levy et al., 2002).

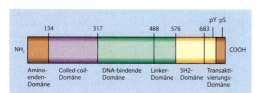

Abb. 4.6: STATS: Domänenstruktur [mod. nach Levy et al., 2002].

Die Bindung von IFN-β führt zur Aggregation von IFNAR-1 und IFNAR-2C unter Bildung eines ternären Ligand-Rezeptor-Komplexes. In der Folge kommt es innerhalb kürzester Zeit zu einer reziproken Tyrosinphosphorylierung der nicht-kovalent und vermutlich konstitutiv mit der intrazellulären Domäne der Rezeptoren verbundenen Januskinasen Tyk2 (mit IFNAR-1 assoziiert) und JAK1 (mit IFNAR-2C assoziiert). Die solchermaßen aktivierten Januskinasen tyrosinphosphorylieren daraufhin die zytoplasmatische Domäne von IFNAR-1 an Position Y466 und schaffen so eine Bindungsstelle für die SH2-Domäne von STAT2. Durch die Bindung an Y466 verändert STAT2 seine Position. Die JAK-Kinasen phosphorylieren daraufhin STAT2 an Y690 und schaffen so eine Bindungsstelle für die SH2-Domäne von STAT1. STAT1 wiederum ändert durch die SH2-vermittelte Bindung an STAT-2 die Position, so dass STAT1 durch die JAK-Kinasen an Y701 phosphoryliert werden kann unter Entstehung einer Bindungsstelle für die SH2-Domäne von STAT-2. Der STAT1-STAT2-Heterodimer-Komplex dissoziiert daraufhin vom Rezeptor-JAK-Komplex und wird in den Zellkern transportiert (Abb. 4.7).

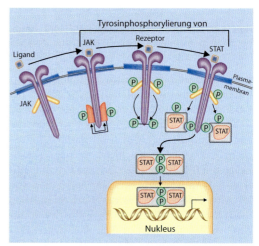

Abb. 4.7: JAK-STAT-Pathway [mod. nach Levy et al., 2002].

Das STAT-1-STAT-2-Heterodimer bildet dort zusammen mit dem DNA-bindenden Protein IRF9 ("*interferon regulatory factor 9*", p48, ISGF3γ) den Multiproteinkomplex ISGF3 ("*interferon stimulated gene factor 3*"). Die ISGF3-Bildung erfolgt innerhalb weniger Minuten nach IFN-Stimulation. ISGF3 induziert im Zellkern als wichtigster Transkriptionfaktor der IFN-β-Antwort die Expression zahlreicher Proteine. Inzwischen wurde eine Vielzahl solcher Interferon-induzierbarer Gene (ISGs) beschrieben. Hinzu kommt die große Zahl jener Gene, die als Folge der ISG-Induktion sekundär exprimiert werden. Microarray-Experimente zeigen, dass nach Stimulation mit IFN-β weit über 100 verschiedene Gene direkt oder indirekt up- oder downreguliert werden. Alle ISGs enthalten in ihrem Promotor ein sog. "*interferon stimulated gene response element*" (ISRE) als Bindungsstelle für den ISGF3-Multikomplex sowie regulatorische Proteine. Es können zwei ISG-Klassen unterschieden werden: ISGs der Klasse I (z.B. 9-27) sind nur durch IFN, nicht aber durch Viren induzierbar. ISGs der Klasse II (z.B. IFI-15K) sind hingegen sowohl durch IFN, d.h. ISGF3-vermittelt, als auch durch Viren, d.h. VAF-vermittelt, induzierbar. Die Expression der meisten ISGs erfolgt sehr rasch - ohne de novo-Proteinsynthese - innerhalb von Minuten. Eine Übersicht über einige wichtige Interferon-induzierbare Gene gibt Tab. 4.3.

Gen	mRNA	Protein
2´-5´-OAS	NM 002534	NP 002525
PKR	NM 004705	NP 004696
Mx1	NM 002462	NP 002453
IRF1	NM 002198	NP 002189
IRF2	NM 002199	NP 002190
IRF7	NM 001572	NP 001563
ISG-15 (IF15K)	NM 005101	NP 005092
ISG-54	NM 001547	NP 001538
CXCL-11 (IP9, βR1)	NM 005409	NP 005400
CXCL-10 (IP10)	NM 001565	NP 001556
9-27	NM 003641	NP 003632
MHC class I	-	-
MHC class II	-	-

Tab. 4.3: Interferon-induzierbare Gene (ISGs) und Genprodukte: Auswahl.

Weitere Transkriptionsfaktoren regulieren die Expression von IFN-β wie auch der IFN-β-induzierten Gene (ISGs) und werden Interferon-regulierende Faktoren (IRFs) genannt. Gegenwärtig sind 9 humane sowie 3 virale IRFs bekannt (Nguyen et al., 1997; Mamane et al., 1999; Barnes et al., 2002). Alle Mitglieder der IRF-Familie besitzen - ähnlich den Myb-Onkoproteinen - in der N-terminalen Region eine konservierte DNA-bindende Domäne (DBD) mit fünf Tryptophan-Repeats im Abstand von je ca. 10-18 AS. Während sich die C-terminalen Abschnitte der IRFs erheblich unterscheiden können, besteht zwischen den DBDs der IRFs eine Homologie bis zu 80 %. Die DBD gestattet die Bindung an die ISRE der ISGs sowie an die "ISRE-*like sequence*". Die IRFs wiederum sind nur zum Teil durch IFN induzierbar. Eine Aufstellung bekannter IRF-Induktoren findet sich in Tab. 4.4. Eine Auswahl IRF-regulierter Gene findet sich in Tab. 4.5.

Faktor	Induktor
IRF-1	Typ I-Interferon, Typ II-Interferon, Viren, dsRNA, PMA, ConA, einige Zytokine und Hormone (TNF, IL-1, IL-6, LIF, Prolactin)
IRF-2	Typ I-Interferon, Viren, dsRNA
IRF-3	Viren, dsRNA, PHA, TPA
IRF-4	HTLV I Tax, PMA, murines IRF-4; auch crosslinking-Stimuli wie CD3, anti-IgM und Lectine
IRF-7	Typ I-Interferon, Viren, LPS
IRF-8	Typ II-Interferon
IRF-9	Typ II-Interferon, Viren

Tab. 4.4: Interferon-regulierende Faktoren: Bekannte Induktoren.

Faktor	Gen
IRF-1	IFNB, IFNA, STAT1, 2´-5´-OAS, PKR, IRF-2, MHC-Klasse-I, iNOS, ICE, WAF1 u.a.
IRF-2	IFNB, Histon H4 u.a.
IRF-3	IFNB, IFNA, ISG-15 u.a.
IRF-4	IFNB, murines IRF-4: MHC-Klasse-I, $E_{\lambda 2-4}$ u.a.
IRF-7	IFNB, EBNA-1
IRF-8	IFNB, 2´-5´-OAS, MHC-Klasse-I, ISG-54, Protein 6-16
IRF-9	zahlreiche ISGs als Bestandteil des ISGF3-Komplexes, strittig: IFNB

Tab. 4.5: Interferon-regulierende Faktoren: Auswahl IRF-regulierter Gene.

4.2. Pharmakologie

4.2.1. Präparate

4.2.1.1. Allgemeines

Neben natürlichem IFN-β, das aus menschlichen Fibroblasten-Kulturen gewonnen wird, steht seit den frühen 90er Jahren auch gentechnisch in CHO-Zellen oder E. coli hergestelltes, sog. rekombinantes IFN-β zur Verfügung. Die gentechnische Herstellung von IFN-β bietet zwei große Vorteile:

- Die rekombinante Herstellung erlaubt die Produktion auch großer Mengen IFN-β.

- Die rekombinante Herstellung reduziert das Risiko der Übertragung humanpathogener Erreger.

Allerdings enthielten bis vor kurzem noch alle bislang zur Behandlung der Multiplen Sklerose zugelassenen β-Interferone humanes Serumalbumin (HSA) als Stabilisator. Zwar ist die Virussicherheit humaner Plasmapräparate inzwischen hoch, dennoch kann ein Restrisiko - auch in Hinblick auf die aktuelle Prionendebatte - nicht ausgeschlossen werden. Auch könnte HSA das Risiko anaphylaktischer Reaktionen erhöhen. Auch eine Zunahme der Häufigkeit neutralisierender Antikörper durch HSA wird diskutiert. Seit 2003 steht nun erstmals eines der Präparate (Avonex®) in einer HSA-freien Formulierung zur Verfügung. Ein weiteres HSA-freies rekombinantes IFN-β1a ist in Vorbereitung (Fa. Rentschler, Laupheim; Fa. Biopartners, Schweiz). Es sollte in diesem Zusammenhang nicht unerwähnt bleiben, dass eine Übertragung von Hepatitis- oder HIV-Viren durch HSA-haltige IFN-β-Präparate bislang nicht bekannt geworden ist. Die gentechnische Herstellung von huIFN-β kann sowohl in CHO-Zellen als auch in E. coli erfolgen.

■ CHO-Zellen

Avonex® und Rebif®, die einzigen zur Behandlung der Multiplen Sklerose zugelassenen hu rIFN-β-1a-Präparate, werden beide in CHO-Zellen hergestellt. CHO-Zellen sind haploide somatische Zellen aus dem Ovar des Chinesischen Hamsters (*Cricetulus griseus*). Die ersten, z.T. heute noch verwendeten Zell-Linien stammen aus den späten 50er Jahren. Mittlerweile ist eine Vielzahl verschiedener CHO-Linien verfügbar. CHO-Zellen wurden in der Vergangenheit für zahlreiche Entwicklungen, u.a. auch für die Vakzin-Herstellung, genutzt und gelten heute als Standardsystem für die Produktion rekombinanter Proteine. Nach Transfektion der Zellen mit einem Vektor, der ein aus humanen Fibroblasten stammendes IFN-β-Gen enthält, werden die erfolgreich transfizierten Zellen über einen in den Vektor integrierten Selektionsmarker isoliert und in Bioreaktoren in speziellen Wachstumsmedien vermehrt. Das fertige Produkt wird dann durch Filtration und wiederholte chromatographische Aufreinigungsschritte aus dem Überstand gewonnen.

Die Herstellung rekombinanter Proteine in CHO-Zellen ist der Produktion in E. coli in dreierlei Hinsicht überlegen:

- Die Produktion in CHO-Zellen gewährleistet eine korrekte posttranslationale Prozessierung des Produktes. Insbesondere sind eukaryotische Zellen im Gegensatz zu prokaryotischen Zellen in der Lage, Proteine im ER zu glykosylieren. Bakterien fehlt die hierzu erforderliche Enzymausstattung.
- Die Produktion in CHO-Zellen umgeht das Problem des prokaryotischen Startcodons und erlaubt so die Synthese eines sequenzidentischen Proteins.
- Eukaryote Zellen sezernieren ihr Syntheseprodukt und müssen mithin - anders als Bakterien, die das synthetisierte Fremdprotein meist in Form von *inclusion bodies* deponieren - nicht aufgebrochen werden. Auch ist die Aufreinigung des Produkts dadurch erleichtert.

Der entscheidende Nachteil der Produktion in CHO-Zellen ist sicherlich der erheblich größere technische Aufwand sowie die wesentlich langsamere Vermehrung der Zellen.

Die Wahl der Zell-Linie entscheidet u.a. über die Syntheserate, den Anteil korrekt gefalteten Proteins sowie über die Art der Glykosylierung. Unterschiedliche CHO-Linien können unterschiedliche Zucker produzieren. Sogar innerhalb eines Zellklons werden unterschiedliche (diantennäre und triantennäre) Zucker gefunden. Gleichwohl weist das rekombinante IFN-β ein deutlich homogeneres Glykosylierungsprofil auf als natürliches IFN-β (☞ Kap. 4.1.2.). Triantennäre Zucker gehen vermutlich mit einer höheren Antigenität einher. Über darüber hinaus gehende pharmakokinetische und pharmakodynamische Unterschiede zwischen den verschiedenen Glykanen ist wenig bekannt.

■ E. coli

Betaferon®, das einzige zur Behandlung der Multiplen Sklerose zugelassene rekombinante IFN-β1b-Präparat, wird hingegen in E. coli produziert. Das IFN-β-Gen wird in einen prokaryotischen Expressionsvektor eingebaut und dieser in einen geeigneten E. coli-Stamm eingebracht. Bakterien sezernieren die rekombinant produzierten Proteine i.d.R. nicht, sondern deponieren sie im Zytoplasma in

Form sog. *inclusion bodies*. Um an das Syntheseprodukt zu gelangen, müssen die Zellen aufgebrochen werden, so dass der Aufreinigungsprozess durch bakterielle Bestandteile erheblich erschwert wird.

Der Vorteil der Produktion in E. coli ist die hohe Teilungsrate (ca. alle 20 min) sowie der geringe technische Aufwand. Jedoch fehlt Bakterien der für die Glykosylierung von Proteinen erforderliche Enzymapparat. Zudem ist die Proteinfaltung in E. coli wesentlich vom intrazellulären Milieu abhängig. Dies hat erhebliche strukturelle und in der Folge auch pharmakokinetische und pharmakodynamische Unterschiede zwischen IFN-β1a und IFN-β1b zur Folge.

■ Unterschiede zwischen Interferon-β1a und Interferon-β1b

Die Struktur des natürlichen IFN-β wird über eine Disulfidbrücke (Cys31/Cys141) stabilisiert. Ein drittes Cystein an Position 17 bleibt unverbunden. E. coli knüpft hingegen vornehmlich Bindungen zwischen Cys17 und Cys31 bzw. zwischen Cys17 und Cys141. Das Translationsprodukt ist dadurch in seiner Sekundär- und Tertiärstruktur gegenüber natürlichem IFN-β verändert. Das erste rekombinante, 1981 in E. coli synthetisierte IFN-β (Cetus-IFN-β1a) war aus diesem Grunde biologisch inaktiv. Um dieses Problem zu vermeiden, wurde 1982 das IFN-β-Gen durch ein Mutein-Gen ersetzt, in dem das Cystein an Pos. 17 entfernt und durch Serin substituiert ist (IFN-β-1b$_{ser17}$, Cetus-IFN-β1b). Das so entstandene IFN-β1b weicht zwar in seiner Primärstruktur von natürlichem IFN-β ab, ist aber dennoch biologisch aktiv. IFN-β1b ist zudem gegenüber natürlichem IFN-β um eine AS verkürzt (165 statt 166 AS). Vermutlich trägt die abweichende Primärstruktur zur höheren Antigenität von IFN-β1b bei. Die beiden in CHO-Zellen produzierten und zur Behandlung der MS zugelassenen rekombinanten IFN-β-Präparate stimmen hingegen in der Primärstruktur mit nIFN-β überein und tragen daher beide das Suffix "1a": In eukayronten CHO-Zellen erfolgt die Disuldifbrückenbildung korrekt, eine Sequenzanpassung ist also nicht erforderlich. Antikörper gegen natürliches Interferon erkennen sowohl IFN-β1a als auch IFN-β1b; neutralisierende Antikörper gegen IFN-β1b kreuzreagieren mit IFN-β1a. Die neutralisierende Aktivität solcher Antikörper gegenüber IFN-β1a soll jene gegenüber IFN-β1b sogar übersteigen, ein Phänomen, das umgekehrt für NABs gegen IFN-β1a nicht gesehen wurde.

Es wurde schon erwähnt, dass Bakterien der zur Glykosylierung von Proteinen erforderliche Enzymapparat fehlt. Bakteriell hergestelltes rekombinantes IFN-β besitzt daher kein Glykan. Glykosyliertes IFN-β ist besser wasserlöslich, neigt dadurch weniger zur Di- und Polymerbildung, ist weniger gewebeaffin, zeichnet sich durch eine bessere biologische Verfügbarkeit und eine höhere spezifische Aktivität aus, wird weniger rasch metabolisiert und ist vermutlich weniger immunogen als nicht-glykosyliertes IFN-β. Gleichwohl unterscheidet sich das Glykosylierungsprofil des rekombinanten Glykoproteins, wie schon ausgeführt, von jenem des natürlichen IFN-β. IFN-β1a ist zudem um 4-5 Grad Celsius thermostabiler als IFN-β1b. Aufgrund der fehlenden Zuckerkette sowie der veränderten Primärsequenz beträgt das Molekulargewicht von IFN-β1b nur 18,5 kDa. Zudem hat IFN-β1b eine geringere biologische und spezifische Aktivität als IFN-β1a und muss daher in deutlich höheren Mengen eingesetzt werden, um die gleiche Wirksamkeit zu erreichen (Runkel et al., 1998).

■ Biologische und spezifische Aktivität

β-Interferone haben u.a. antivirale, antiproliferative und immunmodulatorische Eigenschaften. Aus historischen und praktischen Gründen wird üblicherweise - stellvertretend für die biologische Gesamtaktivität eines Präparates - dessen quantifizierte antivirale Aktivität, angegeben in Internationalen Einheiten (IU, "*international units*"), ausgewiesen, wobei 1 IU jener Masse (in g) des Proteins zukommt, die erforderlich ist, um in einem definierten Zellassay die Hälfte der mit einem virulenten Virus inkubierten Zellen vor der virusinduzierten Zell-Lyse zu bewahren. Die *spezifische* Aktivität gibt die biologische Aktivität pro Masseneinheit an (MIU pro 10 μg). Die Quantifizierung der antiviralen Aktivität erfolgt in einem sog. CPE-Assay ("*cytopathic effect assay*"). Als *Target* (Zielzellen) dienen z.B. WISH-Zellen (humane epitheliale Amnionzellen) oder A549-Zellen (humane Lungenkarzinomzellen). Als *Challenge* dienen das Enzephalomyokarditis-Virus (EMCV) und das - ebenfalls nicht humanpathogene - Vesikuläre Stomatitis-Virus (VSV). Als *Farbstoff* zur Anfärbung der überlebenden Zellen finden Cristallviolett (CV), Methylthiazotetrazolium (MTT) und Naphthol-Blau-Schwarz (NBB) Verwendung. Als *Referenzstandard* wird üblicherweise entweder der WHO-Standard für nIFN (NIH531, Gb-23-902-531) oder ein am WHO-Standard kalibrierter Haus-interner Labor-Standard (BILS, Beta-Interferon Labor-Standard) verwendet. Während es sich bei NIH531 um ein frühes (bereits 1977 von Rentschler dem National Cancer Institute überlassenes), noch wenig reines nIFN-β-Präparat handelt, ist der BILS-Standard hoch aufgereinigt. NIH531 ist v.a. mit dem lange Zeit als "IFN-β2" diskutierten IL-6 verunreinigt; eine Verunreinigung auch mit anderen Zytokinen wird vermutet.

Die *tatsächliche* biologische - und damit auch die spezifische - CPE-Aktivität ist abhängig von

- dem Anteil funktionsfähigen (d.h. korrekt gefalteten, nicht fragmentierten, monomeren) Proteins sowie
- der Reinheit des Produktes (so enthalten etwa natürliche β-Interferonpräparate in erheblichem Umfang weitere Zytokine, die zur Masse, nicht jedoch zur biologischen Aktivität beitragen).

Der Anteil funktionsfähigen Proteins wiederum ist maßgeblich von der Faltung sowie von der Glykosylierung des Proteins abhängig. So liegt die spezifische Aktivität des glykosylierten CHO-IFN-β - bedingt durch dessen geringere Neigung zur Bildung inaktiver Di- und Polymere sowie dessen bessere Wasserlöslichkeit - weit über jener des nicht-glykosylierten E. coli-Produkts. Falsch konformiertes IFN-β (z.B. IFN-β1a in E. coli) ist i.d.R. biologisch inaktiv.

Die *gemessene* biologische CPE-Aktivität ist zusätzlich in erheblichem Umfang vom verwendeten Messsystem abhängig. Die biologische Aktivität zeigt eine erhebliche Intertestvariabilität, d.h. für dasselbe Präparat werden in unterschiedlichen Testsystemen unterschiedliche biologische Aktivitäten ermittelt. Die herstellerseitigen Angaben zur biologischen Aktivität sind daher nur bei Kenntnis des jeweils verwendeten Testsystems sinnvoll möglich.

Deisenhammer et al. (2002) konnten kürzlich interessanterweise zeigen, dass die Mx-induzierende Wirkung von Betaferon® *in vivo* jene des - gemessen an den durch die Hersteller jeweils ausgewiesenen biologischen Aktivitäten - höher dosierten Rebif® (ebenso wie jene des niedriger dosierten Avonex®) bei Langzeitapplikation bei weitem übertrifft. Sollte die CPE-Aktivität tatsächlich nicht mit der antiviralen Aktivität *in vivo* korrelieren, so ist ihre Bedeutung als Surrogatmarker einer virtuellen Gesamtaktivität und Maßstab der Massendosisfindung ungeeignet. Strukturelle und galenische Unterschiede zwischen den Präparaten, die die Verfügbarkeit und damit die Aktivität *in vivo* beeinflussen, bleiben bei der Bestimmung der CPE-Aktivität zudem unberücksichtigt. Es ist daher verständlich, dass die Forderung nach alternativen Aktivitätsmarkern erhoben wurde. In erster Linie kommen hier solche *in vivo*- und *ex vivo*-Marker in Frage, die mit dem Therapieerfolg korrelieren. Die Suche nach solchen Response-Markern bildet einen Schwerpunkt der gegenwärtigen MS-Therapie-Forschung.

4.2.1.2. Interferon-β1a

Gegenwärtig sind zwei IFN-β1a-Präparate auf dem deutschen Markt verfügbar (Avonex®, Fa. Biogen, Rebif®, Fa. Serono). Ein drittes IFN-β1a-Präparat befindet sich gegenwärtig im Stadium der klinischen Prüfung (Fa. Rentschler, Laupheim; Fa. Biopartners, Schweiz) (☞ Tab. 4.6).

Avonex®

▶ Indikationen

Avonex® ist zur Behandlung der schubförmig-remittierenden MS (RRMS) zugelassen. Eine Zulassung für die Behandlung der chronisch-progredienten MS (SPMS, PPMS) besteht nicht. Als einziges der verfügbaren IFN-β-Präparate verfügt Avonex® über eine Zulassung für die Frühtherapie der MS (CIS) (☞ hierzu auch Kap. 5.).

▶ Plasmid

Die der Zulassung von Avonex® zur Behandlung der Multiplen Sklerose zugrundeliegende Studie wurde mit einem IFN-β1a-Präparat durchgeführt, das mit Hilfe des Expressionsplasmids pSVtsss-AsuIFN der Firma Bioferon, Laupheim, in CHO-Zellen hergestellt wurde (BG9015; Markenname: Betaferon®; der Name wurde später von Biogen an Schering verkauft und bezeichnet seither außerhalb der USA das rekombinante IFN-β1b-Präparat der Firma Schering). Das von Biogen aktuell vertriebene rekombinante IFN-β1a-Präparat wird mit Hilfe des von Biogen selbst entwickelten Ex-

4.2. Pharmakologie

Präparat	Avonex®-Inj.-lsg.	Avonex®-Pulver	Rebif® 22	Rebif® 44	Betaferon®
Hersteller	Biogen idec	Biogen idec	Serono	Serono	Schering
Wirkstoff	IFNb 1a	IFNb 1a	IFNb 1a	IFNb 1a	IFNb 1b
Darreichungsform	Fertigspritze	Pulver und Spritze mit Lös.-mittel zur Herstellung einer Injektionslös.	Fertigspritze	Fertigspritze	Pulver und Spritze mit Lös.-mittel zur Herstellung einer Injektionslös.
Applikationsweg	intramuskulär	intramuskulär	subkutan	subkutan	subkutan
Applikations-frequenz	1xwöchentlich	1xwöchentlich	3xwöchentlich	3xwöchentlich	jeden 2. Tag
Einzeldosis in µg	30	30	22	44	250
Einzeldosis in MIU	6	6	6	12	8
Wochendosis in µg	30	30	66	132	875
Wochendosis in MIU	6	6	18	36	28
Injektionsvolumen in ml	0,5	1,0	0,5	0,5	1,0
pH	4,8	7,3	3,5-4,4*	3,5-4,4*	7,0
HSA	-	+	+	+	+
Mannitol	-	-	+	+	+
Natriumacetat	+	-	+	+	+
Sonstige Hilfsmittel	Argininhydrochlorid, Essigsäure 99 %, Polyoxyethylensorbitmonolaureat (Polysorbat 20)	Natriumdihydrogenphosphat, Di-natriumhydrogenphosphat, NaCl	keine	keine	keine
Solvens	Aqua ad inj.	Aqua ad inj.	Aqua ad inj.	Aqua ad inj.	NaCl 0,54 %ig (G/V)
Lagerungsdauer bei RT	max. 12 Stunden	max. 24 Mon.	max. 30 Tage	max. 30 Tage	max. 24 Mon.
Lagerungsdauer bei 2-8°C	max. 18 Mon.	max. 24 Mon.	max. 24 Mon.	max. 24 Mon.	max. 24 Mon.
Lagerungsdauer bei RT nach Rekonstitution	entfällt	sofortige Applikation empfohlen	entfällt	entfällt	sofortige Applikation empfohlen
Lagerungsdauer bei 2-8°C nach Rekonstitution	entfällt	max. 6 Stunden	entfällt	entfällt	max. 3 Stunden
Injektionsnadel	G23 (i.m.), K-Pack-II-Nadel	G23 (i.m.), K-Pack-II-Nadel	G29 mit 5 statt 3 Schliffkanten	G29 mit 5 statt 3 Schliffkanten	G27, jedoch auch G30 verwendbar
Injektionshilfe	Avoject IM®	Avoject IM®	Rebiject® mini/Rebiject® II	Rebiject® mini/Rebiject® II	Betaject®/Betaject® light
Zulassung RRMS	+	+	+	+	+
Zulassung SPMS+	-	-	+	+	+
Zulassung PPMS	-	-	-	-	-
Zulassung CIS	+	+	-	-	-

Tab. 4.6: Interferon beta. Überblick über Anwendungsbereiche, Darreichungsformen, Einzel- und Wochendosen, Applikationswege und -frequenzen sowie Unterschiede in der galenischen Zusammensetzung der zur Behandlung der Multiplen Sklerose in Deutschland zugelassenen Präparate. * Chargenabhängige Schwankungen.

pressionsplasmides pBetaB10 ebenfalls in CHO-Zellen hergestellt (BG9418, Markenname: Avonex®). Ein 1995 erlassenes und ein Jahr später wieder rückgenommenes Gesetz ("Lex Avonex") erlaubte 1996 die Zulassung von Avonex® in den USA durch die FDA auf Grundlage der mit BG9015 erhobenen klinischen Daten und einer beide Substanzen vergleichenden Bioäquivalenzstudie der Firma Biogen.

▶ Galenik

Bis vor kurzem lag das Präparat nur in lyophilisierter Form vor und musste vor Injektion rekonstituiert werden. Seit Sommer 2003 ist Avonex® auch als Fertigspritze verfügbar. Während das Lyophilisat humanes Serumalbumin in hoher Konzentration (15 mg/ml) enthielt, wurde bei der neuen Formulierung auf HSA vollständig verzichtet. Als Stabilisator dient nun Argininhydrochlorid (15,8 mg). Statt eines Phosphatpuffers (bisher 5,7 mg Natriumdihydrogenphosphat/1 ml, 1,2 mg Dinatriumhydrogenphosphat/1 ml), enthält die neue Formulierung Natriumacetat·$3H_2O$ (0,79 mg/0,5 ml) und Essigsäure 99 % (0,25 mg/0,5 ml). Der pH-Wert wurde von 7.3 auf 4,8 abgesenkt, dem höchstmöglichen pH-Wert, der noch eine ausreichende Stabilität des neuformulierten Präparates ermöglicht. Die neue Formulierung ist kochsalzfrei (früher 5,8 mg NaCl) und enthält nun mit Polyoxyethylensorbitanmonolaurat (Polysorbat 20; 0,025 mg/0,5 ml) einen Emulgator. Als Solvens dient Aqua ad injectabilia. Durch den Verzicht auf HSA wird eine Reduktion des Übertragungsrisikos für humanpathogene Erreger sowie eine Abnahme der Immunogenität des Gesamtpräparates und damit eine verbesserte systemische und lokale Verträglichkeit angestrebt. Die Absenkung des pH-Wertes auf 4,8 könnte jedoch mit einer Zunahme lokaler Nebenwirkungen einhergehen, so dass das lyophilisierte Präparat seit kurzem auf dem deutschen Markt als Alternative zur Fertigspritze wieder erhältlich ist.

▶ Dosierung

Eine Fertigspritze Avonex® enthält nach Angaben des Herstellers 30 μg IFN-β1a. Die Injektion erfolgt einmal wöchentlich. Die biologische Aktivität wird durch den Hersteller mit 6 MIU angegeben. Ob die gegenwärtig für die Behandlung der MS mit Avonex® empfohlene Dosierung der in der Zulassungsstudie untersuchten Dosierung entspricht, wird in der Literatur unterschiedlich beantwortet. Während Jacobs et al. in der Originalarbeit eine Dosis von 30 μg pro Injektion angeben, berichten Obert und Pöhlau (2000) für BG9015 eine Massenkonzentration von nur 22 μg pro Fläschchen.

▶ Applikation

Avonex® wird intramuskulär injiziert. Das Injektionsvolumen beträgt 0,5 ml (Fertigspritze) bzw. 1 ml (Lyophilisat). Seit kurzem steht eine Einstichhilfe (Avoject IM®) zur Erleichterung der Applikation zur Verfügung.

▶ Lagerung

Während das lyophilisierte Präparat für 24 Monate bei Raumtemperatur (max. 25°C) gelagert werden kann, muss das neu formulierte Fertigpräparat nun gekühlt (2-8°C) aufbewahrt werden. Die maximale Haltbarkeitsdauer bei Einhaltung der Kühlkette wird mit 18 Monaten für die Fertigspritze und mit 24 Monaten für das Lyophilisat angegeben. Derzeit wird durch den Hersteller die Stabilität der neuen Formulierung eingehend geprüft. Eine Aufhebung der Kühlpflicht auch für die Fertigspritze zu einem späteren Zeitpunkt ist denkbar.

Rebif®

▶ Indikationen

Rebif® ist zur Behandlung der schubförmig-remittierenden Multiplen Sklerose (RRMS) sowie zur Behandlung der sekundär chronisch-progredienten Multiplen Sklerose mit überlagernden Schüben (SPMS) zugelassen. Eine Zulassung zur Frühtherapie (CIS) sowie zur Behandlung der primär chronisch progredienten MS (PPMS) liegt nicht vor (☞ hierzu Kap. 5.).

▶ Herstellung

Rebif® wird in einer rekombinanten CHO-Zell-Linie hergestellt. Das verwendete Expressionsplasmid enthält ein nicht-modifiziertes humanes IFN-β-Gen.

▶ Dosierung

Die Zulassung sieht die dreimal wöchentliche Gabe von 22 μg oder 44 μg IFN-β1a vor. Die Wochendosis beträgt somit 66 bzw. 132 μg. Durch den Hersteller wird in Übereinstimmung mit den Ergebnissen einer Reihe klinischer Studien die höhere der beiden Dosierungen als Regeldosis empfohlen. Bei schlechter Verträglichkeit des höher dosierten Präparates trotz suffizienter antianalgetischer/antiphlogistischer Begleitmedikation kann u.U. eine Umstellung auf Rebif® 22 gerechtfertigt sein. Eine einschleichende Behandlung zur Reduktion unerwünschter, typischerweise in den ersten Behandlungswochen auftretender Nebenwirkungen ist sinnvoll (z.B. 20 % der Dosis in den ersten zwei Wochen, 50 % der Dosis in der dritten und vierten Woche, 100 % ab der fünften Woche). Durch den Hersteller wird eine biologische Aktivität von 6 MIU für Rebif®22 bzw. 12 MIU für Rebif®44, entsprechend einer Wochendosis von 18 bzw. 36 MIU, angegeben.

▶ Applikation

Rebif® wird subkutan injiziert. Das Injektionsvolumen beträgt 0,5 ml. Zur Erleichterung der Applikation steht eine Injektionshilfe zur Verfügung (Rebiject®).

▶ Galenik

Rebif® ist als Fertigspritze erhältlich. Neben 8 mg (Rebif®44) bzw. 4 mg (Rebif®22) HSA enthält Rebif® 54,4 mg Mannitol und 0,8 mg Natriumacetat. Als Solvens dient Aqua ad iniectabilia. Rebif® war zunächst in lyophilisierter Form, später als Ready-to-use-Vial erhältlich. Der pH-Wert der rekonstituierten Lösung lag zwischen 4,2-5,5, der Ready-to-use-Präparation zwischen 3,4-5,0. Die Formulierung der Ready-to-Use-Präparation entspricht jener der aktuell vertriebenen Präparation. Die flüssige Formulierung wurde in einer kleinen single-dose-Studie an 30 gesunden Probanden untersucht (data on file, Serono).

▶ Lagerung

Rebif® kann bis zu 30 Tage bei Raumtemperatur gelagert werden. Soll das Präparat bis zum Ende des Verfallsdatums (max. 24 Monate) anwendbar bleiben, ist eine Lagerung bei 2-8 Grad erforderlich.

PEGyliertes Interferon-β1a

Durch Anhängen eines Polyethylenglykolrestes an das Interferonmolekül soll die Halbwertszeit verlängert werden. IFN-α steht bereits seit längerem in PEGylierter Form zur Verfügung (PEG-Intron®). Die Halbwertszeit von PEG-Intron® ist etwa sechsmal länger als jene des nicht-PEGylierten Moleküls bei jedoch geringerer spezifischer Aktivität. IFN-β, das an einem N-terminalen Amin mit einem 20 kDa PEG-Rest versehen wurde, zeigte hingegen - bei Berücksichtigung des PEG-Gewichtes - keine Abnahme der spezifischen Aktivität *in vitro*. Die PEGylierung führte im Tierversuch zu einer deutlichen Abnahme der systemischen Clearance und zu einer Zunahme der Halbwertszeit um 500 %. Die Bioverfügbarkeit unterschied sich nicht von jener des nicht-PEGylierten IFN-β. Das Verteilungsvolumen nahm hingegen ab. Auch kann eine vermehrte Bildung von neutralisierenden Antikörpern nicht ausgeschlossen werden. Seit kurzem steht ein PEGyliertes murines IFN-β (Fa. Biogen) zum Einsatz in der EAE zur Verfügung (Arduini et al., 2004). Zum Einsatz von PEG-Intron® bei MS ☞ Kap. 5.

Asialo-Interferon-β1a

Leberzellen tragen auf ihrer Oberfläche in großer Zahl sogenannnte Asialoglykoprotein-Rezeptoren (ASGPR). Durch Entfernung der Sialinsäure des β-Interferon-Glykans entsteht eine ASGPR-Binding-Site. Auf diese Weise soll das IFN-β-Molekül gezielt an HBV-infizierte Leberzellen herangebracht werden ("*cell targeting*"). In der Literatur finden sich widersprüchliche Angaben zur biologischen Wirksamkeit des solchermaßen modifizierten Proteins (Eto et al., 1999).

Albuferon-beta

Kürzlich wurde ein neuartiges, durch Fusion des humanen IFN-β-Gens mit dem humanen Albumin-Gen gewonnenes Interferonmolekül vorgestellt (Albuferon®, Human Genome Sciences, Inc., Rockville, MD, USA). Die Wirksamkeit in einem cDNA-Microarray-Ansatz mit fast 6000 unabhängigen Genen unterschied sich nicht von jener des unfusionierten Moleküls. Pharmakokinetische Experimente an Rhesusaffen zeigten eine deutliche Abnahme der Plasmaclearance um den Faktor 140 (4,7-5,5 ml/h/kg) und eine Zunahme der terminalen Halbwertszeit von 8 auf 36-40 Stunden. Angeblich führt Albuferon® in molar äquivalenten Dosen zu einer dem nicht fusionierten Protein vergleichbaren Neopterin-, aber überlegenen 2´-5´-OAS-Induktion (Sung et al., 2003). Ob das Risiko einer Allergisierung durch die Modifikation steigt, ist noch ungeklärt. Die Sicherheit und Tolerabilität eines IFN-α-Albumin-Fusionsproteins, Albuferon-alpha, wird bereits in klinischen Studien bei Patienten mit chronischer Hepatitis C geprüft.

Beneferon®

Nur kurz eingegangen werden soll auf Beneferon®, ein rekombinantes, in CHO-Zellen produziertes IFN-β1a der Firma Rentschler, da für dieses Präparat bislang noch keine Zulassung für die Behandlung der Multiplen Sklerose vorliegt. Beneferon® ist nach Angaben von Rentschler identisch mit der in der zur Zulassungsstudie für Avonex® verwendeten Prüfsubstanz BG9015 (damals noch unter dem - später von Schering für Betaseron® übernommenen - Markennamen Betaferon® vertrieben). Auf Grundlage einer Bioäquivalenzstudie wurde seinerzeit nicht BG9015, sondern ein von der Firma Biogen produziertes Ersatzpräparat unter dem noch heute gültigen Markennamen Avonex® zugelassen. Gegenwärtig wird durch die Firmen Rentschler, Laupheim, und Biopartners, Schweiz, die Zulassung einer verbesserten Formulierung der ursprünglichen Präparation zur Behandlung der Multiplen Sklerose angestrebt. Entsprechende klinische Studien (Phase II: TOLERANCE, Phase III: ORIGIMS) sind unter Beteiligung der Charcot Foundation derzeit in Planung.

Eine veränderte Formulierung soll es erlauben, auf Humanalbumin als Hilfsstoff zu verzichten. Als Stabilisator soll statt dessen eine bislang nicht näher benannte Aminosäure dienen. Der Hersteller verspricht sich hierdurch eine geringere Antigenität. Auch entfällt das Risiko der Übertragung humanpathogener Erreger (incl. Prionen). Durch einen neutralen pH-Wert der Injektionslösung soll die lokale Veträglichkeit verbessert werden. Mit Hilfe eines veränderten Reinigungsprozesses schließlich soll die aus der Zulassungsstudie für Avonex bekannte hohe Immunogenität des Präparates weiter reduziert werden.

4.2.1.3. Interferon-β1b

IFN-β1b unterscheidet sich von natürlichem IFN-β durch eine Cys->Ser-Subsitution an Pos. 17 sowie - bedingt durch die Expression in E. coli - das Fehlen des Methionins an Pos. 1.

Betaferon®

▶ Indikationen

Betaferon® ist zur Behandlung der schubförmig-remittierenden MS (RRMS) sowie zur Behandlung der sekundär chronisch-progredienten MS (SPMS) mit anhaltender Entzündungsaktivität zugelassen. Eine Zulassung zur Frühtherapie (CIS) sowie zur Behandlung der primär chronisch-progredienten MS (PPMS) liegt nicht vor (☞ hierzu Kap. 5.).

▶ Herstellung

Betaferon® (ZK157046) wird aus einem rekombinanten E. coli-Stamm gewonnen. Das zur Herstellung verwendete Plasmid enthält ein modifiziertes humanes Interferon-Gen (IFN-$β_{ser17}$). Da IFN-β in E. coli exprimiert wird, ist das Protein nicht glykosyliert. Die Herstellung erfolgt durch die Firma Chiron Corporation (Emeryville, California).

▶ Dosierung

Die Zulassung sieht die Gabe von je 250 µg in zweitäglichen Abständen vor. Die Wochendosis beträgt somit 875 µg. Eine einschleichende Behandlung (125 µg jeden 2. Tag) während der ersten zwei Behandlungswochen ist sinnvoll und wird durch den Hersteller empfohlen. Es ist zu beachten, dass die Angaben zur Wirkstoffmenge in Gramm für Betaferon® mit jenen für Avonex® und Rebif® aufgrund unterschiedlicher spezifischer Aktivitäten sowie des unterschiedlichen Molekulargewichts nicht unmittelbar vergleichbar sind. In allen vor März 1993 publizierten Studien wurde der natürliche β-Interferon-Standard der NIH als Referenzstandard für die Messung der biologischen Aktivität von Betaferon® verwendet. Die spezifische Aktivität beträgt bei Verwendung dieses Standards 180 MIU/mg. In allen späteren Studien wurde der WHO-Standard verwendet. Bei Verwendung dieses Standards beträgt die spezifische Aktivität nach Angaben des Herstellers 32 MIU/mg bzw. 8 MIU/250 µg. Die Wochendosis beträgt mithin 875 µg bzw. 28 MIU.

▶ Applikation

Die Applikation erfolgt subkutan. Das Injektionsvolumen beträgt 1 ml. Zur Erleichterung der Applikation steht eine Injektionshilfe zur Verfügung (Betaject®/Betaject light®).

▶ Galenik

Betaferon® liegt in lyophilisierter Form vor und muss vor Injektion rekonstituiert werden. Als Solvens dient eine 0,54 %ige (G/V) NaCl-Lösung. Als Stabilisator dient u.a. humanes Serumalbumin. Bis Anfang 2002 enthielt Betaferon® zudem D-Glucose als Stabilisator (SH-Y579C). Um eine Glykierung des Proteins auszuschließen, wurde D-Glucose inzwischen durch den nicht-reduzierenden

Zucker Mannitol ersetzt. Verträglichkeit und Sicherheit der neuen Formulierung (SH-Y579E) wurde in einer großen Studie (März-Dezember 2000) unter Einschluss von mehr als 300 Patienten geprüft. Ein Zwei-Phasen-System ist in den USA seit Februar 2004 verfügbar. Für Deutschland wird mit einer Markteinführung nicht vor 2006 gerechnet.

▶ Lagerung

Im Herbst 2004 wurde die Kühlpflicht für Betaferon® aufgehoben. Betaferon® kann nun bei Raumtemperatur bis zu 24 Monate gelagert werden. Nach Rekonstitution darf das Präparat bis zu 3 Stunden bei 2-8°C gelagert werden, im Regelfall sollte die Applikation jedoch unmittelbar nach Rekonstitution erfolgen.

4.2.1.4. Interferon-β1c

Durch das Fraunhofer-Institut für Grenzflächen und Biovefahrenstechnik (IGB) wurde kürzlich ein weitere, durch sog. "*hydrophobic engineering*" erzeugte rekombinante artifizielle IFN-β-Variante vorgestellt (☞ Abb. 4.8). Durch die Substitution hydrophober, für die biologische Funktion nicht essenzieller oberflächlicher Aminosäuren durch hydrophile Aminosäuren mit nur einer Hydroxygruppe wie Serin, Tyrosin und Threonin wurde die Wasserlöslichkeit des Moleküls verbessert und die Aggregationsneigung reduziert. Die für die sitespezifische Mutagenese notwendigen dreidimensionalen Strukturdaten sowie die Oberflächenstruktur des humanen IFN-β wurde anhand der verfügbaren Kristallstrukturdaten des murinen Homologons errechnet. Die stärkste Hydrophilität wurde mit jener Variante erzielt, bei der alle neun in Frage kommenden Residuen (Leu[5], Phe[8], Phe[15], Leu[47], Phe[50], Leu[106], Phe[111], Leu[116], Leu[120]) gleichermaßen durch Serin substituiert wurden. Serin zeichnet sich u.a. dadurch aus, dass es aufgrund seiner geringen Größe den geringsten sterischen Einfluss aller hydrophilen AS aufweist. Ein Datenbank-Abgleich mit bekannten T- und B-Zell-Epitopen soll keinen Anhalt für eine erhöhte Immunogenität ergeben haben (pers. Mitteilung, Prof. Dr. Otto, Hannover). Vermutet wird vielmehr eine Reduzierung der Antigenität als Folge der geringeren Aggregationsneigung. Tierexperimentelle oder klinische Daten hierzu fehlen bislang jedoch. Das Protein wird in CHO-Zellen exprimiert und liegt mithin in glykosylierter Form vor.

Eine verbesserte Löslichkeit des Moleküls würde mit einer höheren Bioverfügbarkeit und einem verbesserten pharmokinetischen Profil einhergehen sowie Herstellung, Lagerung und Transport erleichtern. Die *in vitro*-Aktivität in einem CPE-System (A549/EMC/Crystallviolett) soll dabei jener von Rebif® vergleichbar sein. Die *in vivo*-Aktivität im Serum soll jedoch aufgrund der verbesserten Bioverfügbarkeit deutlich über jener der bisher verfügbaren rekombinanten β-Interferone liegen. So sollen tierexperimentelle Daten eine im Vergleich zu Rebif® deutlich höhere biologische Aktivität im Serum nach subkutaner Injektion belegen. Das Protein ist zudem bei pH7 stabil, so dass eine bessere lokale Verträglichkeit zu erwarten ist.

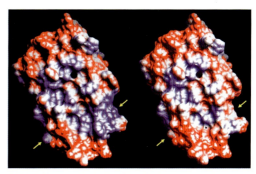

Abb. 4.8: Vergleich der Oberflächen von herkömmlichem Interferon-β (links) und der neuen löslichen Variante (rechts). Regionen veränderter Hydrophobizität sind mit Pfeilen markiert. Hydrophobe Regionen sind blau, hydrophile rot dargestellt.

4.2.1.5. Natürliches Interferon-β

IFN-β kann auch aus gentechnisch nicht veränderten, natürlicherweise IFN-β-produzierenden humanen Zellen gewonnen werden. Zur Gewinnung dieses sog. natürlichen IFN-β werden i.d.R. superinduzierte humane Vorhautfibroblasten verwendet. Die Zellen werden mit einem Induktor (Viren, Non-Sense-Nukleinsäuren etc.) inkubiert und so zur Produktion von IFN angeregt. Zellen und Viren werden durch Zentrifugation entfernt. Aus dem Überstand wird dann über mehrere Aufreinigungsschritte das Zielprotein isoliert.

Fiblaferon®

▶ Indikationen und Dosierung

Fiblaferon®, ein natürliches IFN-β-Präparat der Firmen Rentschler (Laupheim; Herstellung) und Byosyn (Fellbach; Vertrieb), ist zugelassenen zur Behandlung schwerer akuter, unbeherrschbarer Viruserkrankungen (Virusenzephalitis, Herpes simplex generalisatus, Varizellen bei Immunsupprimierten, virale Innenohrdefekte mit Gehörverlust) sowie zur Behandlung des undifferenzierten Nasopharynxkarzinoms. Fiblaferon® soll, so der ergänzende Hinweis des Herstellers, nur bei schwersten Krankheitsverläufen, die lebensbedrohlich, lebensbelastend oder unerträglich sind, angewendet werden.

▶ Herstellung

Fiblaferon® wird aus superinduzierten humanen sog. FS4-Fibroblasten gewonnen. Die spindelförmigen Zellen stammen aus einer 1972 aus Vorhautgewebe isolierten Linie, wachsen kontaktinhibiert substratgebunden, nicht aber in Suspensionskultur, haben eine Populationsverdopplungsdauer von 48 h und eine endliche Lebensdauer. Die Zellen werden mit polyI:C/Cyclohexamid für 5 Stunden induziert, anschließend für eine Stunde mit Actinomycin D behandelt und schließlich nach 24 Stunden geerntet. Neben IFN-β sind auch IL-6, IL-8, GM-CSF sowie vermutlich weitere Zytokine und Wachstumsfaktoren poly I:C induzierbar. Der Reinheitsgrad des fertigen Produktes wird mit ca. 20 % angegeben.

▶ Dosierung

Fiblaferon® ist in zwei Dosierungen erhältlich. Fiblaferon® 3 enthält 93 mg Trockensubstanz, entsprechend 3 MIU nhIFN-β. Fiblaferon® 5 enthält 93 mg Trockensubstanz, entsprechend 5 MIU nhIFN-β. Bei schweren akuten unbeherrschbaren Viruserkrankungen wird eine Tagesdosis von 0,5 MIU/kg (bei verlängerter Thromboplastinzeit max. 0,3 MIU/kg) empfohlen, eine Gesamtdosis von 25 MIU/d sollte nur in Ausnahmefällen überschritten werden. Zur Behandlung des Nasopharynxkarzinoms wird eine Dosis von 0,1 MIU/kg (Maximaldosis 5 MIU/d) empfohlen.

▶ Applikation

Die Applikation erfolgt i.d.R. intravenös. Bei schweren Virusinfekten ist eine Dauerinfusion über 3-6 Tage vorgesehen. Zur Behandlung des Nasopharynxkarzinoms werden 3x wöchentlich Kurzinfusionen über mind. 6 Monate empfohlen

▶ Galenik

Fiblaferon® liegt lyophilisiert vor und muss vor Applikation in Aqua ad dest. rekonstituiert werden. Fiblaferon® enthält erhebliche Mengen nicht ausgewiesener humaner FS-4-Fibroblastenproteine (Reinheitsgrad nur ca. 20 %) sowie humanes Serumalbumin. Als Puffersystem dient Natriummonohydrogenphosphat/Natriumdihydrogenphosphat.

▶ Lagerung

In lyophilisierter Form ist das Produkt 3 Jahre bei 2-8°C lagerbar. Die rekonstituierte Lösung ist bis zu 24 Stunden bei 2-8°C verwendbar.

Frone®

Frone®, ein natürliches IFN-β der Firma Serono, Schweiz, wurde u.a. in der Fernandez-Studie (Fernandez 1994), der ersten MS-Studie mit hochgereinigtem natürlichem IFN überhaupt (s.c. appliziert), eingesetzt und zeigte bei guter Verträglichkeit eine signifikante Abnahme der Läsionslast. Der Reinheitsgrad soll über 90 % betragen. Frone® wird wie Fiblaferon® aus humanen FS-4-Fibroblasten gewonnen. Eine Zulassung für die Behandlung der Multiplen Sklerose liegt nicht vor.

RPMI-Interferon

Das natürliche IFN-β des Rowell Park Memorial Institutes, Buffalo, USA, hat nur noch historische Bedeutung als hochunreine Prüfsubstanz in der ersten kontrollierten und randomisierten Studie zur IFN-β-Therapie der MS (Jacobs 1981).

Cytotech-Interferon

Gleiches gilt für das von der Firma Cytotech, Schweiz, hergestellte natürliche IFN-β, das als Prüfsubstanz in der Milanese-Studie (Milanese 1990) diente.

4.2.2. Pharmakokinetik und Pharmakodynamik

4.2.2.1. Applikationswege

■ **Intrathekal**

Die intrathekale Applikation von IFN-β in den ersten MS-Studien hatte mehrere Gründe. Zum Einen waren niedrige Serumspiegel nach subkutaner oder intramuskulärer Applikation damals nicht nachweisbar, so dass eine systemische Wirkung bei Wahl dieser Route zweifelhaft erschien. Zum Zweiten herrschte damals die Meinung vor, dass IFN-β die Blut-Hirn-Schranke nicht überwinden könne. Heute weiß man, dass IFN-β zahlreiche seiner Wirkungen bereits außerhalb des Hirnparenchyms entfaltet. Zum Dritten standen damals nur geringe Mengen der Substanz bei zudem nur niedrigem Reinheitsgrad zur Verfügung. Interessanterweise wurde, wo durch das Studienprotokoll vorgesehen, auch die Placebogruppe liquorpunktiert und eine Kontrollsubstanz intrathekal appliziert. Die von Jacobs berichtete Abnahme der Schubrate war beachtlich. Die intrathekale Applikation ist heute nicht mehr üblich.

■ Intravenös

Als goldener Mittelweg - weniger invasiv als die intrathekale Applikation und doch die damaligen Unsicherheiten der subkutanen und intramuskulären Applikation vermeidend - bot sich die intravenöse Infusion an. Für die Multiple Sklerose sind Daten hierzu aus einigen frühen Studien (insgesamt ca. 25 Patienten) sowie aus pharmakokinetischen und pharmakodynamischen Untersuchungen verfügbar. Zwar kommt es unter der intravenösen Infusion zu einem steilen Anstieg der Serumkonzentration, jedoch auch zu einem ebenso raschen, überexponentiellen Abfall. Zudem sinken die Serumspiegel nach intravenöser Gabe deutlich rascher unter die Nachweisschwelle als bei langsamer und kontinuierlicher Freisetzung aus dem subkutanen oder intramuskulären (Pseudo-)Depot. Auch pharmakodynamisch lies sich ein Vorteil der intravenösen Applikation nicht nachweisen. Entscheidend für den Wechsel hin zur weniger invasiven und heute üblichen subkutanen oder intramuskulären Applikation war jedoch der Nachweis einer Wirksamkeit auch schon niedriger, systemisch damals nicht nachweisbarer Interferondosen in der Behandlung anderer Autoimmunerkrankungen. Keines der heute in der Therapie der Multiplen Sklerose eingesetzten Präparate ist zur intravenösen Applikation zugelassen.

Weiterhin üblich ist die intravenöse Applikation in der Behandlung akuter Virusinfektionen. So wird für Fiblaferon® eine kontinuierliche Dauerinfusion über 3-6 Tage (Dosis 0,5 MIU/kg, max. 25 MIU/d) empfohlen. Auch zur Behandlung der Haarzell-Leukämie wird aus naheliegenden Gründen die intravenöse Applikation bevorzugt. Die Initialtherapie sieht 30-minütige Infusionen über 5-7 d/Woche über einen Zeitraum von 3 Wochen vor (je 22-44 μg/Infusion). Als Erhaltungstherapie werden 1-2mal wöchentliche Kurzinfusionen (ebenfalls 22-44 μg/Infusion) empfohlen. Die Behandlung der Haarzellleukämie mit IFN-β kann v.a. bei einer Resistenzentwicklung gegen α-Interferone erwogen werden.

■ Subkutan

Sowohl Rebif® (22 bzw. 44 μg, gelöst in 0,5 ml) als auch Betaferon® (250 μg in 1 ml) werden subkutan appliziert. Bei subkutaner Applikation ist mit mehr lokalen Nebenwirkungen zu rechnen als bei intramuskulärer Applikation. Jedoch lässt sich die Häufigkeit lokaler Nebenwirkungen durch Einhaltung entsprechender Kautelen reduzieren (☞ Kap. 5.3.). Als Vorteil der subkutanen Applikation gilt die geringere Invasivität sowie die einfache Erlernbarkeit durch den Patienten. Insgesamt scheint die subkutane Gabe dem Erfordernis einer mehrmals wöchentlichen Injektion daher eher entgegenzukommen. Auch die Applikation von natürlichem IFN-β zur Behandlung chronischer Virusinfekte (chronisch-aktive Hepatitis B, Condylomata accuminata) kann im Einzelfall subkutan erfolgen.

■ Intramuskulär

Einzig Avonex® (30 μg in 1 ml) wird intramuskulär appliziert. Die Wahl dieses Applikationsweges in der Avonex®-Zulassungsstudie hat wohl v.a. pragmatische Gründe: eine subkutane Applikation der in der Dosisfindungsstudie eingesetzten Prüfsubstanz war aufgrund des großen Volumens der zu injizierenden Lösung (bis zu 18 ml, 18 MIU entsprechend, pro Injektion) nicht gut möglich (Obert und Pöhlau, 2000). Erst für die eigentliche Zulassungsstudie stand dann ein state-of-the-art-Präparat mit dem heute üblichen Injektionsvolumen zur Verfügung. Als Vorteil der intramuskulären Injektion gilt die bessere lokale Verträglichkeit. Die meisten Untersucher fanden hinsichtlich der wichtigsten pharmakokinetischen und pharmakodynamischen Parameter keinen signifikanten Unterschied zwischen der intramuskulären und der subkutanen Applikation.

Die hohe Gewebsaffinität von IFN-β sorgt für eine nur langsame Freisetzung nach subkutaner oder intramuskulärer Applikation. In der Folge kommt es nach s.c. oder i.m. Gabe zu nur niedrigen Serumspiegeln, die jedoch deutlich länger nachweisbar bleiben als nach intravenöser Applikation. Dieser (Pseudo-)Depoteffekt ist klar von einem echten, durch die galenische Zubereitung bedingten Depoteffekt zu unterscheiden, über den keines der derzeit zugelassenen Präparate verfügt.

■ Intratumoral

Zur Behandlung des Malignen Melanoms mit natürlichem IFN-β wurde bisweilen die intra- oder peritumorale Injektion empfohlen.

■ Peroral

Die Bioverfügbarkeit von oralem IFN-β ist im Tierversuch gering. Oral appliziertes IFN-β wird wie die meisten Proteine im GIT in erheblichem Umfange degradiert. Gleichwohl wurde oral appliziertes murines rIFN-β erfolgreich zur Behandlung der experimentellen autoimmunen Uveoretinitis eingesetzt. Erste Studien am Menschen verliefen dagegen enttäuschend: In einer kleinen Studie fand sich nach oraler Applikation von 2,5 bzw. 7,5 mg rekombinantem humanen IFN-β bei keiner der sechs Testpersonen eine signifikante Erhöhung des IFN-β-Serumspiegels oder der - weitaus sensitiveren - biologischen Responsemarker (2'-5'-OAS, β2-Mikroglobulin, Neopterin).

Eine eben veröffentlichte größere Studie zur Behandlung der schubförmigen MS mit oralem IFN-β (verwendet wurde das auch in der Jacobs-Studie eingesetzte rekombinante Rentschler-Interferon in einer Dosierung von 0,06, 0,6 bzw. 6 MIU) konnte keinen signifikanten Einfluss auf den klinischen Verlauf sowie die Zahl neu aufgetretener MRT-Läsionen zeigen (Polman et al., 2003). Die Zahl neuer Läsionen war in der Placebogruppe am niedrigsten. Auch fand sich kein Einfluss auf den Serumspiegel von Neopterin, das als biologischer Responsemarker diente. Das Präparat musste, um eine Resorption über die Mundschleimhaut zu ermöglichen, zwei Minuten intraoral belassen werden. Neutralisierende Antikörper gegen IFN-β waren nach Ende der sechsmonatigen Behandlungsphase bei keinem der Patienten nachweisbar. Ob die additive orale Gabe von IFN-β die Inzidenz neutralisierender Antikörper bei parenteral behandelten Patienten senken kann (Konzept der oralen Toleranzinduktion) ist noch unklar.

Eine weitere Studie zur Wirksamkeit oral verabreichten IFN-α bei RRMS hatte zuvor - anders als vorklinische und Phase-I-Studien erwarten ließen - gleichfalls keinen überzeugenden klinischen Benefit belegen können.

■ Inhalativ

In einer Studie zum Einsatz von inhalativem natürlichen IFN-β zur Therapie maligner Lungentumoren fand sich bei keinem der acht Patienten nach Inhalation von 3-100 MIU ein messbarer IFN-β-Spiegel im Serum.

■ Intranasal

Ross et al. (2004) applizierten ^{125}I-markiertes IFN-β1b (6 nmol) intranasal und konnten das intakte Protein anschließend mittels Gamma-Counting und Autoradiographie in hohen Konzentrationen im ZNS der Versuchstiere (HSD-Ratten) nachweisen. Die höchsten Konzentrationen fanden sich im N. opticus, im N. trigeminus sowie in den Bulbi und Nuclei olfactorii sowie in der Dura mater. In geringeren Mengen war das Protein auch noch in den cervikalen und axillären Lymphknoten, im peripheren Blut sowie in einigen inneren Organen nachweisbar. Die gezielte Einbringung in das ZNS unter Umgehung der Blut-Hirn-Schranke gestattet, mit niedrigeren IFN-β-Dosen gleiche oder sogar höhere intrathekale Wirkspiegel bei geringeren peripheren Konzentrationen - und damit womöglich auch einer geringeren Rate peripherer Nebenwirkungen - zu erzielen als nach systemischer Verabreichung. So lagen die nach intravenöser Applikation einer AUC-adaptierten Dosis (0,58 nmol) erreichten ZNS-Level 88-98 % unter jenen nach intranasaler Applikation; die in peripheren Organen erreichten Konzentrationen hingegen 100-1650 % darüber. Allerdings zeigen die Ergebnisse der kürzlich veröffentlichten IDEAS sowie der OPTIMS-Studie, dass offenbar auch sehr hohe Dosen s.c. applizierten Betainterferons ohne wesentliche Nebenwirkungen vertragen werden. Auch ist bislang unklar, ob die im Tiermodell erhobenen Befunde auf den Menschen übertragbar sind. Zudem setzen viele der bekannten Wirkmechanismen der Interferone (z.B. Hemmung der T-Zell-Aktivierung und -Proliferation) bereits in der Peripherie an. Daten, die eine Wirksamkeit intranasal applizierten Interferons wenigstens im Tierversuch zeigten, fehlen bislang. Interessant könnte evtl. eine Kombination aus i.n. und systemischer Applikation sein. Ob die Schleimhautexposition mit einem erhöhten Allergisierungsrisiko einhergeht,

4.2. Pharmakologie

wie dies für andere Substanzgruppen gezeigt wurde, ist noch unklar.

■ Topisch

Die topische Applikation von IFN-β über die Haut, die Schleimhäute und die Konjunktiven wurde in verschiedenen Indikationen (u.a. zur Behandlung genitaler Condylomata accuminata sowie der HPV-assoziierten Heck'schen Epithelhyperplasie) im Tierversuch sowie am Menschen erfolgreich getestet (Fiblaferon®-Gel). Für die Behandlung der Multiplen Sklerose kommt die topische Anwendung über die Haut aufgrund der geringen systemischen Resorption selbstredend nicht in Frage.

4.2.2.2. Pharmokinetik und Pharmakodynamik bei s.c. und i.m. Applikation

■ Absorption

IFN-β ist schlecht wasserlöslich und hoch gewebeaffin ("*sticky*"). Dies erklärt die im Vergleich zu IFN-α schlechtere Absorption. So finden sich signifikant erhöhte Serumspiegel (>6 IU/ml) nach s.c. oder i.m. Applikation erst bei Verwendung relativ hoher IFN-Dosen von 5 MIU und höher. Neben der Glykosylierung, die mit einer besseren Wasserlöslichkeit einhergeht, hat auch die galenische Zubereitung Einfluss auf die Absorption.

■ Serumkonzentration und Serumaktivität

Die Serumkonzentration wird mittels eines EIA- oder RIA-Tests bestimmt. Die Serumaktivität wird in einem antiviralen Bioassay (CPE-Assay) bestimmt. Die antivirale Aktivität gilt dabei als Marker der biologischen Gesamtaktivität.

■ Biologische Response-Marker (BRM)

Neben der direkten Bestimmung der IFN-Aktivität im Blut kann als indirekter Parameter der IFN-β-Aktivität auch die Konzentration sog. biologischer Responsemarker (BRM) bestimmt werden. Prinzipiell ist jedes IFN-β-induzierte Protein als BRM tauglich, sofern es mit ausreichender Sensitivität und Spezifität nachgewiesen werden kann. Viele BRMs sind auch dann noch nachweisbar, wenn der IFN-β-Spiegel bereits wieder auf das Ausgangsniveau abgesunken ist. Die meisten der klassischerweise untersuchten BRMs (2´-5´-OAS, Neopterin, β2-Migroglobulin, Mx) besitzen vermutlich keine oder nur eine untergeordnete Relevanz für die Wirksamkeit der IFN-β-Therapie in der Behandlung der Multiplen Sklerose.

2´-5´-OAS ist ein empfindlicher intrazellulärer Marker der IFN-β-Therapie. Der maximale Serumspiegel wird nach einmaliger s.c. oder i.m. Gabe nach ca. 24 Stunden erreicht, nach ca. 72 h ist das Ausgangsniveau wieder erreicht. **β2-Mikroglobulin** ist identisch mit der nicht-MHC-kodierten leichten Kette der MHC-Klasse-I-Moleküle. Die Induktion von MHC-Klasse-I-Molekülen auf Monozyten/Makrophagen und anderen Zellen durch Interferone geht mit einem Anstieg des β2-Mikroglobulin-Serumspiegels einher. Der maximale Serumspiegel wird 24 Stunden nach s.c. oder i.m. IFN-β-Applikation gefunden. Nach ca. 4-5 Tagen wird das Ausgangsniveau erreicht. **Neopterin** (6-p-Erythrotrihydroxypropylpterin), ein Katabolit des Guanosintriphosphatstoffwechsels (GTP), ist ein empfindlicher Entzündungsparameter. Neopterin wird v.a. von IFN-stimulierten Makrophagen sezerniert. Die Serum-Neopterinkonzentration wird üblicherweise mittels eines radioimmunologischen Assays bestimmt. Nach einmaliger s.c. oder i.m. Gabe von IFN-β erreicht Neopterin seine Maximalkonzentration im Serum nach 48 h. Der Ausgangswert wird nach 4-5 d erreicht. **MxA**, ein Interferon-induziertes antivirales Protein, erreicht seinen maximalen Serumspiegel nach 24-48 Stunden und bleibt 5-6 Tage im Serum nachweisbar.

■ Distribution

Für Avonex® liegen keine publizierten Daten zur Gewebeverteilung vor. Wirkstoffinjektionen im wöchentlichen Abstand sollen nicht zur Kumulation des Wirkstoffs im Serum führen. Für Rebif® wird ein initiales Verteilungsvolumen von 5 l und ein Steady-State-Verteilungsvolumen von ca. 380 l nach i.v. Applikation von 66 µg angegeben. Nach viermalig wiederholter, subkutaner Applikation der gleichen Dosis alle 48 Stunden wurde eine mäßige Kumulation gefunden (etwa 2,5 mal bezogen auf AUC). Fierlbeck (1992) fand bei täglicher Injektion von 3 MIU IFN-β1a über 1 Woche eine deutliche und anhaltende Kumulation. Für Betaferon® wird ein berechnetes mittleres Steady-state-Verteilungsvolumen nach i.v. Applikation von 500 µg IFN-β1b von 2,9 l/kg berichtet. Laut Packungsbeilage kommt es bei Wirkstoffinjektionen im Abstand von zwei Tagen nicht zu einer Kumulation des Wirkstoffs im Serum. Kleinere Untersuchungen ergaben jedoch Hinweise auf eine geringe Kumulationsneigung bei täglicher Applikation.

Zur Plasmaproteinbindung liegen keine publizierten Daten vor.

■ Elimination

Zur Elimination der Interferone liegen wenige Daten vor. Vermutlich unterscheidet sich die Elimination nicht wesentlich von jener anderer Glykoproteine. Der Anteil hepatischer und renaler Katabolisierung ist jedoch abhängig vom IFN-Typ. IFN-α wird v.a. renal, IFN-β v.a. hepatisch eliminiert. IFN-α wird zunächst glomerulär filtriert, dann tubulär endozytotisch resorbiert und schließlich durch lysosomale Enzyme degradiert; im Urin sind nur noch Spuren des Proteins nachweisbar. Zur Wirkung von IFN-β auf das Cytochrom-P450-System ist wenig bekannt. In einer kleinen Studie unter Einschluss von 29 gesunden Probanden fand sich ein geringer Anstieg des CYP1A2-Isoenzyms nach dreimaliger s.c. Applikation von 60 µg IFN-β1a (Rebif®) (data on file, Serono). Eine Herabsetzung der Aktivität des Cytochrom-P450-abhängigen Leberstoffwechsels ist jedoch für andere Interferone berichtet worden. Bei der gleichzeitigen Gabe von IFN-β und Arzneimitteln, die eine enge therapeutische Breite aufweisen und weitgehend über die Cytochrom-P450-Reduktase metabolisiert werden, wie z.B. Antiepileptika und verschiedene Klassen von Antidepressiva, ist daher besondere Vorsicht angebracht. Wandinger et al. (2001) fanden in einem cDNA-Microarrayexperiment eine Downregulation des CYP450-Systems in IFN-β1b-stimulierten humanen PBMCs von MS-Patienten.

■ Optimale Applikationsroute

Alam et al. (1997a) fanden hinsichtlich wesentlicher pharmakokinetischer und pharmakodynamischer Parameter eine Überlegenheit der intramuskulären im Vergleich zur subkutanen Injektion. So fand sich nach intramuskulärer Injektion von 60 µg Avonex® (IFN-β1a) eine deutlich höhere CPE-Serum-Aktivität (c_{max} 44 vs. 20 U/ml, AUC 1352 vs. 478 U/ml·h), eine längere apparente Eliminationshalbwertszeit (10 h vs. 8,6 h) und eine stärkere Induktion der biologischen Responsemarker Neopterin (E_{max} 16.0 vs. 12,4 nmol/l) und β2-Mikroglobulin (E_{max} 796 vs. 628 µg/l). In vier von 8 Probanden blieb die Serumaktivität nach subkutaner Injektion für die Dauer des Beobachtungszeitraums sogar gänzlich unter der Nachweisgrenze. Dies steht im Widerspruch zu zahlreichen Untersuchungen anderer Autoren, die sämtlich keinen signifikanten Unterschied zwischen beiden Applikationswegen fanden. So verglichen Darragh et al. (1990) in einer randomisierten, plazebokontrollierten Crossoverstudie die Serumaktivität von IFN-β1a nach subkutaner und intramuskulärer Applikation und fanden zwar eine geringgradig raschere Freisetzung aus dem Muskel, jedoch keinen signifikanten Unterschied der AUC und damit der Bioverfügbarkeit. Munafo et al. (1998) verglichen die intramuskuläre Injektion von 60 µg Avonex® mit der subkutanen und intramuskulären Injektion von 60 µg Rebif® und fanden ebenfalls keinen signifikanten Unterschied der mittels ELISA bestimmten c_{max}- und AUC-Werte. Auch hinsichtlich der untersuchten pharmakodynamischen Parameter (Neopterin, β2-Mikroglobulin, 2´-5´-OAS) fand sich kein signifikanter Unterschied. Nach i.m. Applikation fand sich in dieser Studie eine geringgradig, jedoch signifikant verlängerte t_{max}. Die Studie wurde gelegentlich aufgrund der geringen Reliablitität des verwendeten ELISA-Systems im unteren Messbereich kritisiert (Rogge et al. 1999). Salmon et al. (1996) berichten ebenfalls eine identische Erhöhung der 2´-5´-OAS-Konzentration nach s.c. und i.m. Applikation von 6 MIU IFN-β. Stürzebecher et al. (1999) verglichen den Anstieg von Neopterin, Mx sowie der 2´-5-OAS nach einer single dose Avonex® (i.m. und s.c.) sowie Betaferon® (s.c.) und fanden weder einen Unterschied zwischen den beiden untersuchten Applikationsformen noch zwischen den Präparaten.

Alam et al. (1997b) verglichen in einer randomisierten cross-over-Studie die Pharmakokinetik und Pharmakodynamik von Avonex® und Rebif® nach intramuskulärer Injektion und fand deutliche pharmakokinetische und pharmakodynamische Unterschiede zwischen beiden Präparaten. Die Studie übersieht jedoch, dass die durch die Hersteller ausgewiesenen biologischen Aktivitäten, da in unterschiedlichen Bioassays bestimmt, nicht unmittelbar vergleichbar sind (☞ Abschnitt "Biologische und spezifische Aktivität"). Tatsächlich werden in der Studie 30 µg Avonex® mit 22 µg Rebif® verglichen, so dass die in der Studie gefundene pharmakokinetische und pharmakodynamische Überlegenheit von Avonex® nicht erstaunt. Unterschiede in der Formulierung (15 mg/ml HSA für Avonex® vs. 9 mg/ml für Rebif®; pH 7,2 vs. 5,5;

4.2. Pharmakologie

Phosphatpuffer vs. Acetatpuffer), wie von den Autoren als Ursache erwogen, dürften demgegenüber eher eine untergeordnete Rolle spielen.

■ **Optimale Applikationsfrequenz**

Nach einmaliger s.c. oder i.m. Injektion findet sich ein vorübergehender Anstieg der IFN-β-Konzentration im Serum sowie ein vorübergehender Anstieg der biologischen Responsemarker. Die Serumkonzentration fällt sodann rasch wieder unter die Nachweisgrenze ab (24-48h). Die meisten BRMs kehren nach 4-7 Tagen auf das Baselineniveau zurück. Die einmal wöchentliche Applikation geht mit erheblichen Spiegelschwankungen und "Therapielücken" einher, während derer weder IFN-β noch die klassischen BRMs nachweisbar sind. Durch eine höherfrequente Applikation ist ein konstanter Serumspiegel und eine anhaltende Erhöhung der biologischen Responsemarker erreichbar. Ob dies jedoch auch mit einer erhöhten klinischen Wirksamkeit einhergeht, kann aufgrund pharmakokinetischer Überlegungen alleine nicht beantwortet werden. Hierzu bedarf es klinischer Untersuchungen. Mit der im November 2002 publizierten EVIDENCE-Studie (Panitch et al., 2002), INCOMIN (Durelli et al., 2002) und der sog. Khan-Studie (Khan et al., 2001) (☞ Kap. 5.) liegen inzwischen drei große Vergleichsstudien vor, die tatsächlich eine zumindest kurz- bis mittelfristige Überlegenheit des höherfrequenten und höherdosierten Therapieregimes nahezulegen scheinen. In Zusammenschau mit einer kürzlich veröffentlichten kontrollierten Dosisvergleichsstudie mit Avonex® (30 µg vs. 60 µg i.m.), die für die einmal wöchentliche intramuskuläre Gabe keinen signifikanten Benefit des höher dosierten Therapieregimes ergab, unterstreicht dies die Bedeutung der Applikationsfrequenz für die Wirksamkeit der Interferontherapie.

■ **Optimale Dosis**

Eine Dosis von ca. 1MIU (Avonex®: ca. 5 µg, Rebif®: ca. 4 µg, Betaferon®: ca. 31 µg) gilt als minimale *pharmakologisch* wirksame Dosis. Ab 1 MIU ist die zytotoxizitätssteigernde Wirkung von IFN-β nachweisbar. Die Zunahme der zytotoxischen Aktivität ist zugleich der einzige bekannte dosisunabhängige Effekt; eine Dosiserhöhung über 1 MIU hinaus führt nicht zu einer weiteren Zunahme der zytotoxischen Aktivität. Ein Anstieg der Responsemarker 2´-5´-OAS und β2-Mikroglobulin ist für Betaferon® für eine Dosis von 0,16 MIU s.c. (minimale Dosis: 0,16 MIU > x > 0,016 MIU) und für Neopterin für 1,6 MIU (minimale Dosis: 1,6 MIU > x > 0.16 MIU) beschrieben. Das Ausmaß des Anstieges der IFN-β- und BRM-Konzentration im Serum ist dosisabhängig, so fand sich etwa bei Gabe von 0,16 bzw. 1,6 bzw. 8 MIU Betaferon® s.c. ein Anstieg der 2´-5´-OAS um 80 % resp. 300 % resp. 680 %. Der Abfall hingegen erfolgt weitgehend dosisunabhängig; eine Erhöhung der Dosis führt nicht zu länger anhaltenden Serumspiegeln.

Die zur Erreichung einer signifikanten *klinischen* Wirksamkeit mindestens erforderliche Dosis ist hingegen weiterhin Gegenstand der Diskussion (☞ Kap. 5). In einer großen, dreiarmigen, kontrollierten Vergleichsstudie (BEYOND) wird aktuell die Wirksamkeit des derzeit gültigen Betaferon®-Regimes (8 MIU s. c. alle zwei Tage) mit einem höher dosierten Therapieregime (16 MIU s. c. alle zwei Tage) sowie einer Behandlung mit Copaxone® (Glatirameracetat) in einem direkten Vergleich untersucht. Im April 2002 wurden zudem erste Ergebnisse der OPTIMS sowie der kleineren IDEAS-Studie bekannt, die beide eine im Wesentlichen gute Verträglichkeit auch hoher Betaferon®-Dosen (375 mg bzw. 500 mg), wie sie in der BEYOND-Studie eingesetzt werden, vermuten lassen. Eine Dosisvergleichsstudie mit zwei Avonex®-Dosierungen hatte - bei jedoch weiterhin nur einmal wöchentlicher Applikation - keine signifikante Zunahme der klinischen Wirksamkeit nach Verdopplung der Wochendosis von 30 auf 60 µg ergeben.

Es ist zu unterscheiden zwischen der ausgewiesenen biologischen und spezifischen Aktivität (Aktivität im durch den Hersteller gewählten Testsystem) und der "tatsächlichen" biologischen und spezifischen Aktivität (Durchschnittswert aller etablierten Assays, Referenzsystem). Nur letztere lässt vergleichende Aussagen zur klinischen Wirksamkeit einer bestimmten Dosis zu, falls nicht auf die Masse Bezug genommen werden soll oder kann. Die von Deisenhammer et al. (1999) kürzlich publizierten Daten werfen die Frage auf, ob die *in vitro* bestimmte CPE-Aktivität überhaupt als Surrogatmarker der antiviralen Aktivität *in vivo* und mehr noch als Marker einer idealen biologischen Gesamtaktivität tauglich ist. Die MxA-induzierende Wirkung von Betaferon® *in vivo* in der üblichen therapeutischen Dosierung, Applikationsfrequenz und Applikationsroute soll danach jene von Rebif® um den Faktor 2.3 und jene von Avonex® gar um den Faktor 4 übertreffen. Der MxA-Spiegel bei Erreichen der Sättigungsdosis bei Betaferon® soll um nur 20-30 % unter jenen von Avonex® und Rebif® liegen, während die spezifische Aktivität im CPE-Assay sich um den Faktor 6-8 unterscheidet. Ein signifikanter MxA-Anstieg vor Erreichen der Sättigungsdosis wurde mit Betaferon® (schon ab 10 IU/ml) sogar früher als mit Avonex® und Rebif® (erst bei 100 IU/ml) erzielt.

■ Langzeiteffekte

Für IFN-β1b wurde eine deutliche Abnahme der **Neopterin**-Level nach längerer Behandlungsdauer berichtet. So fielen die Spiegel bei Behandlung mit 1.6 MIU s.c. in zweitäglichen Abständen ab Woche 6 ab und erreichten nach 30 Wochen trotz fortgesetzter Applikation das Ausgangsniveau. Bei Behandlung mit 8 MIU s.c. kam es nach 12 Wochen zu einem Abfall, jedoch blieben die Werte bis zum Ende des Beobachtungszeitraumes signifikant erhöht. Boylan et al. (2001) fanden nach mehrwöchiger Therapie mit Avonex® keinen signifikanten **β2-Mikroglobulin**anstieg mehr. Fierlbeck (1992) beschreibt eine deutliche Abnahme der 2´-5´-OAS-Serumkonzentration schon 1 Woche nach Beginn einer Therapie mit 3x11µg IFN-β1a. Nach 6 Monaten lag die Serumkonzentration sogar unter den Ausgangswerten. Deisenhammer et al. (1999) fanden einen Trend zugunsten einer Abnahme auch der **MxA**-induzierenden Wirkung unter Langzeittherapie. Auch Munafo et al. (1997) berichten eine Abnahme der biologischen Responsemarker bei Langzeittherapie trotz fortlaufender IFN-β-Zufuhr. Die **zytotoxische Aktivität** peripherer mononukleärer Zellen nimmt bei Langzeitanwendung im ersten Monat deutlich zu, um dann im weiteren Verlauf ebenfalls deutlich abzufallen. Nach 1 Monat unterschreitet die Aktivität bereits das Ausgangsniveau. Auch der initiale Anstieg der **NK-Zell-Zahl** unter IFN-β-Therapie wird schon nach 2 Wochen von einem Abfall unter das Ausgangsniveau abgelöst. Auch für **andere Parameter** (Zytokine, Chemokine, s.d.) ist eine Änderung der IFNβ-Aktivität unter Langzeittherapie beschrieben.

Denkbar ist als Ursache der beobachteten Veränderungen

- die Induktion einer Toleranzentwicklung (z.B. über eine Downregulation des Typ I-Rezeptors)
- die Entwicklung neutralisierender Antikörper gegen IFN-β (☞ Kap. 5.)
- eine komplexe Immunmodulation

Für die meisten pharmakokinetischen und pharmakodynamischen Studien wurde die Inzidenz neutralisierender Antikörper (NABs) nicht berichtet.

Vieles deutet auf eine eher immunstimulierende Wirkung in den ersten Wochen der IFN-β-Therapie (Zunahme der zytotoxischen Aktivität, der NK-Zell-Zahl im Blut, Zunahme der IFN-γ- und TNF-α-Sekretion usw.) und eine eher immunsupprimierende Wirkung (Abnahme der zytotoxischen Aktivität, Abnahme der NK-Zell-Zahl, Abnahme der IFN-γ- und TNF-α-Sekretion, Abnahme von 2´-5´-OAS, Neopterin etc.) im weiteren Verlauf hin. Für viele pro- und antiinflammatorischen Parameter fehlen systematische pharmakodynamische *in vivo*-Langzeitdaten jedoch bislang. Vor dem Hintergrund dieser Beobachtungen muss es erlaubt sein, zu hinterfragen, ob die herstellerseitig oft einzig berichteten *Single-Dose-Daten* die tatsächlichen pharmakokinetischen und pharmakodynamischen Wirkungen einer immunmodulatorischen *Dauertherapie* richtig widerspiegeln.

■ Liquorgängigkeit

Ob IFN-β die Blut-Hirn-Schranke beim Menschen überwinden kann, ist strittig. Aussagen zur Liquorgängigkeit können abgeleitet werden

- direkt aus Messungen der IFN-β-Liquorkonzentrationen nach peripherer IFN-β-Applikation
- indirekt aus Messungen sekundärer Parameter im Liquor
- indirekt aus der klinischen Wirksamkeit bei ZNS-Erkrankungen
- indirekt aus klinischen Nebenwirkungen der IFN-β-Therapie.

Beim Menschen gelang der Nachweis einer Passage der Blut-Hirn-Schranke bislang nicht. Da viele der bislang bekannten Wirkmechanismen der β-Interferone in der Peripherie sowie an der Blut-Hirn-Schranke ansetzen, ist die Wirksamkeit der IFN-β-Therapie der Multiplen Sklerose kein hinreichen-

4.2. Pharmakologie

der Beweis für die Liquorgängigkeit der β-Interferone. Ähnliches gilt für die meisten Sekundärparameter, deren Veränderung (z.B. Abnahme der Zellzahl im Liquor) immer auch durch periphere Wirkungen der β-Interferone erklärbar sind. Die - allerdings lediglich aus Kasuistiken bekannte - Wirksamkeit einer hochdosierten Interferontherapie bei viralen Encephalitiden (z.B. HSV-Encephalitis) lässt hingegen aufgrund des gesicherten lokalen Ansatzes der antiviralen Wirkung der Interferone einen Übertritt von IFN-β in den Intrathekalraum wenigstens vermuten.

4.2.2.3. Pharmakokinetik verschiedener Präparate

Avonex®

Alle durch den Hersteller veröffentlichten Daten zur Pharmakokinetik beziehen sich auf Untersuchungen an gesunden Probanden. Ob sich die Pharmakokinetik gesunder Probanden von jener MS-erkrankter Patienten unterscheidet, ist nicht bekannt. Bei angemessener Korrektur für die Absorptionsrate am Injektionsort soll die berechnete Bioverfügbarkeit etwa 40 % betragen. Die berechnete Bioverfügbarkeit ist größer ohne eine solche Korrektur. Die i.m. Bioverfügbarkeit (c_{max}, AUC) soll nach Angaben des Herstellers dreimal höher als die subkutane Bioverfügbarkeit sein. Die in einer Studie mit gesunden Probanden gefundene maximale antivirale Serumaktivität nach i.m. Injektion von 30 µg Avonex® lag bei 20-40 IU/ml und wurde nach 3-15 Stunden erreicht. Nach i.v. Administration liegt das Verteilungsvolumen im Bereich des Gesamtflüssigkeitsvolumens. Hinsichtlich der Gewebeverteilung und der Plasmaproteinbindung liegen keine publizierten Daten vor. Die Eliminationshalbwertszeit wird mit 10 h angegeben. Untersuchungen zum Metabolismus von Avonex® wurden nicht durchgeführt. Aufgrund der sehr hohen Strukturhomologie wird angenommen, dass Inaktivierung und Abbau über dieselben enzymatischen Mechanismen erfolgen wie bei natürlichem IFN-β. Untersuchungen zur Pharmakokinetik von Avonex® bei Patienten mit eingeschränkter Nieren- oder Leberfunktion liegen bislang nicht vor. Sämtliche Daten wurden mittels eines nicht vollständig spezifischen antiviralen Bioassays erhoben.

Rebif®

Nach Angaben des Herstellers unterscheiden sich die pharmakokinetischen Eigenschaften nach intramuskulärer Injektion nicht von jenen nach subkutaner Injektion. Die mittlere absolute Bioverfügbarkeit nach einmaliger s.c. Injektion wird mit ca. 30 % angegeben. Die mittlere Absorptionszeit beträgt ca. 7 h. Unabhängig von der Verabreichungsart soll die anhand immunoserologischer Methoden gemessene Maximalkonzentration ca. 3 Stunden nach einer Injektion von 60 µg rund 6-10 IU/ml betragen. Sowohl nach subkutaner als auch nach intramuskulärer Applikation ist der IFN-β-Spiegel im Serum noch 12 bis 24 Stunden nach der Injektion messbar. Das Verteilungsvolumen wird mit initial 5 l und ca. 380 l in der Gleichgewichtsphase angegeben. Nach viermal wiederholter, subkutaner Applikation der gleichen Dosis alle 48 Stunden findet sich eine mäßige Kumulation (etwa 2,5-mal bezogen auf die AUC zum Zeitpunkt der vierten Dosis). Durch den Hersteller wird eine Clearance von 35-55 l/h berichtet. Die mittlere terminale Halbwertzeit wird mit 31 h angegeben. Die Absorptionsrate stellt mithin den limitierenden Faktor für die Elimination nach s.c. Applikation dar. Die Pharmakokinetik bei Nieren- oder Leberinsuffizienz wurde bislang nicht untersucht. Bei Verwendung der neuen, flüssigen Formulierung fanden sich pharmakokinetische Parameter, die mit jenen der lyophilisierten Präparation vergleichbar waren.

Betaferon®

Da IFN-β1b nach subkutaner Gabe von 250 µg IFN-β1b im Serum nicht oder nur in sehr geringen Konzentrationen nachweisbar ist, liegen pharmakokinetische Daten für die empfohlene Dosis nicht vor. Die maximale Serumkonzentrationen nach subkutaner Injektion von 16 Millionen IU (500 µg) IFN-β1b wird mit etwa 40 IU/ml (t_{max}: 1-8h, mean t_{max}: 7.5h) angegeben. Bei einigen Probanden blieben die Serumkonzentrationen während des gesamten Beobachtungszeitraums unter der Nachweisgrenze des verwendeten Assays (20 IU/ml). Auch für Betaferon® wurden die Wirkstoff-Serumspiegel mit Hilfe eines nicht vollständig spezifischen, d.h. auch für andere Interferone empfindlichen, Bioassays erhoben. Die absolute Bioverfügbarkeit von subkutan verabreichtem IFN-β1b soll etwa 50 % betragen. Das mittlere Steady-state-Verteilungsvolumen nach intravenöser Gabe von 16 Millionen IU (0,5 mg) IFN-β1b wurde mit 2,9 l/kg berechnet. Die wiederholte Verabreichung in zweitäglichen Abständen führt nach Angaben des Herstellers nicht zu einer relevanten Kumulation des Wirkstoffes. Verschiedene kleinere Untersuchungen ergaben jedoch Hinweise auf eine geringe Kumulationsneigung bei täglicher Applikation. Spezifische Studien zum Metabolismus von Betaferon® wurden nicht durchgeführt. Aufgrund der Strukturhomologie zu natürlichem Interferon-β wird vermutet, dass Betaferon® über die gleichen enzymatischen Wege wie das natürliche IFN-β inaktiviert und metabolisiert wird. In verschiedenen Studien wurde eine mittlere systemische Clearance von bis zu 30 ml·min^{-1}·kg^{-1} gefunden. Die Dispositionshalbwertszeiten aus dem Serum sollen im Mittel 5 Stunden betragen. Die Pharmakokinetik von IFN-β1b bei eingeschränkter Nieren- oder Leberfunktion wurde bislang nicht untersucht.

Fiblaferon®

Nach i.v. Applikation von 2,4 MIU/m² KOF wurde ein maximaler Serumspiegel von 128 IU/ml gemessen. Nach Bolusinjektion war Fiblaferon® ca. 1 Stunde im Serum nachweisbar, während nach halbstündiger Kurzinfusion Fiblaferon® auch nach 2 Stunden noch im Serum nachweisbar war. Eine Kurzinfusion von 1 MIU führte zu einem c_{max}-Wert von 10 IU. Die Eliminationshalbwertszeit soll biphasisch erfolgen ($T_{1/2\alpha}$=40min, $T_{1/2\beta}$=12h). Nach intratumoraler Applikation von 1 MIU war eine 1000mal höhere Gewebekonzentration und eine 6mal längere Gewebeverweildauer nachweisbar als nach i.v.-Gabe (Gewebetiter > 10.000IU). Nach i.m. Applikation von bis zu 6 MIU sind nur geringe Serumspiegel messbar.

4.3. Wirkmechanismen

Die Multiple Sklerose ist die häufigste entzündlich-demyelinsierende Erkrankung des ZNS. Die Ätiologie der Erkrankung ist unklar. Neben einer genetischen Disposition sowie verschiedensten Umweltfaktoren scheinen v.a. Autoimmunmechanismen eine wesentliche Rolle in der Pathogenese der MS zu spielen (☞ Kap. 2.). Mit den β-Interferonen steht eine erwiesenermaßen wirksame Option zur Behandlung der Multiplen Sklerose zur Verfügung (☞ Kap. 5.).

Die der klinischen Wirksamkeit zugrundeliegenden Wirkmechanismen auf zellulärer und molekularer Ebene sind nur z.T. bekannt (Yong et al., 1998; Dhib-Jalbut et al., 2002; Zhang et al., 2002).

4.3.1. Wirkung auf Zytokine

IFN-β beeinflusst mittelbar und unmittelbar die Expression und Sekretion zahlreicher pro- und antiinflammatorischer Zytokine. Frühere Studien beschränkten sich - meist ausgehend von einer auf bereits vorhandene Daten gestützten Hypothese - darauf, die Wirkung von IFN-β auf einige wenige Zytokine oder gar nur ein einziges "Kandidaten-Zytokin" zu untersuchen. Mit den aktuellen Fortschritten auf dem Gebiet der Genomics- und Proteomics-Forschung halten groß angelegte Expressionsanalysen auch in die MS-Forschung zunehmend Eingang. Doch auch diese sind kritisch zu hinterfragen. Vielfach ergeben sich auch hier widersprechende Ergebnisse, die wohl auf Unterschieden in klinischen Parametern oder in den Untersuchungsbedingungen beruhen.

Die Behandlung mit IFN-β führt zu einer Zunahme der Produktion von IL-1RA, einem natürlichen IL-1-Rezeptor-Antagonisten, und möglicherweise auch zu einer Abnahme der IL-1-Produktion. Auf den **IL-2**-Serumspiegel hat es wahrscheinlich keinen Einfluss, jedoch scheint IFN-β die Expression des IL-2-Rezeptors herunterzuregulieren und auf diesem Wege für eine Hemmung der T-Zell-Proliferation zu sorgen. Die Expression des **IL-3**-Rezeptors (CD123) auf dendritischen Zellen nimmt unter Therapie mit IFN-β zu; CD123-positive DCs zeichnen sich durch eine vermehrte Produktion des antiinflammatorischen Zytokins IL-10 und eine Abnahme der IL-12p40-Produktion aus. Ob IFN-β, wie oft behauptet, die IL-4-Produktion hemmt, ist in der Literatur umstritten. IL-6 wird vorübergehend heraufreguliert. Der Anstieg des IL-6-Spiegels zu Beginn der IFN-β-Therapie korreliert mit dem Ausmaß der IFN-β-typischen grippeähnlichen Nebenwirkungen und geht dem IFN-β-induzierten Anstieg des ACTH- und Cortisol-Spiegels voraus; dies stützt die Vermutung einer IFN-β-induzierten HPA-Aktivierung (☞ Kap. 4.6.3.). Ob es bei längerer Behandlungsdauer dann zu einer Abnahme der IL-6-Produktion kommt, ist weiterhin umstritten.

Der Einfluss von IFN-β auf das **IL-10/IL-12**-System soll entscheidenden Anteil an der vermuteten antiinflammatorischen Wirkung von IFN-β haben und gehört zu den am besten untersuchten IFN-β-Effekten. IFN-β soll die IL-10-Produktion steigern und dadurch die proinflammatorischen Effekte von IL-12 antagonisieren. Unklar ist jedoch, wie lange der Anstieg nach einmaliger IL-10-Induktion anhält, und wie lange es unter einer IFN-β-Dauertherapie überhaupt zu einer IL-10-Induktion kommt. Die Regulation des IL-10-Serumspiegels durch IFN-β ist offenbar komplex und vermutlich von Dosis, Therapiedauer, Applikationsroute, Spritzabstand und weiteren Faktoren abhängig. Auch ein Anstieg des IL-10-Spiegels im Liquor unter IFN-β-Therapie wurde berichtet. IL-12 als eines der wichtigsten proinflammatorischen Zytokine ist bei MS-Patienten in Serum und Liquor erhöht. Eine Korrelation des IL-12-Spiegels mit der Krankheitsaktivität wird diskutiert. Die meisten Untersucher berichten einen wenigstens transienten IL-12-Abfall unter IFN-β-Therapie. Andererseits scheint IFN-β aber die Expression von IL-12Rβ2, einem wichtigen Th1-Marker, zu fördern.

IFN-β soll zahlreiche Effekte von **IFN-γ** antagonisieren und die IFN-γ-Produktion selbst inhibieren; der Effekt ist offenbar wesentlich über eine Regulation dendritischer Zellen vermittelt. Obwohl von den meisten Untersuchern ein transienter **TNF-α**-Anstieg unmittelbar post injectionem beschrieben wird, hemmt IFN-β über lange Sicht wohl die Produktion von TNF-α. Ein Anstieg von **TGF-β**, einem typischen Th2-Zytokin, unter IFN-β-Therapie wird diskutiert.

4.3.2. Wirkung auf Chemokine

Als "Chemokine" wird eine Gruppe strukturverwandter chemoattraktiver Zytokine bezeichnet. Sie spielen eine wichtige physiologische Rolle bei der Migration von Entzündungszellen. Chemokine weisen den Leukozyten über einen "direktionalen Gradienten" im Gewebe den Weg zum Ort der Entzündung und entscheiden so mit über das Ausmaß und die zelluläre Zusammensetzung entzündlicher Infiltrate. Als Hauptproduzenten von Chemokinen gelten Monozyten/Makrophagen. Aber auch zahlreiche andere Entzündungszellen sind zur Produktion von Chemokinen in der Lage. Chemokine sind multifunktionelle Zytokine. So sind Chemokine über die Rekrutierung von Entzündungszellen hinaus an der Aktivierung von Entzündungszellen und der Induktion entzündlicher Effektormechanismen (Degranulation, respiratorischer Burst, Histaminfreisetzung u.a.), aber auch an der Hämatopoese und vermutlich auch verschiedenen entwicklungsbiologischen Vorgängen beteiligt. Auch eine Rolle bei der Angiogenese sowie beim Wachstum von Tumoren und der Entstehung von Metastasen wird diskutiert.

Vermutlich spielen Chemokine auch eine wichtige Rolle in der Pathogenese der Multiplen Sklerose (Sellebjerg et al., 2003). Dazu passend beeinflusst IFN-β die Produktion zahlreicher Chemokine und Chemokinrezeptoren *in vitro* und *in vivo*, u.a. von CCR-5, MIP-1α, MIP-1β, RANTES. Andere bleiben wohl in ihrer Expression unverändert, wie z.B. CCR-2, CCR-3. Für zahlreiche Chemokine liegen noch keine publizierten Daten vor. CXCL-8, bekannter unter dem Namen Interleukin-8, bindet spezifisch an CXCR-1 und -2. Unter IFN-β kommt es zu einer signifikanten Abnahme der IL-8-Produktion in stimulierten Monozyten. Möglicherweise kann IL-8 zwischen Therapie-Respondern und Therapie-Non-Respondern unterscheiden (Stürzebecher et al., 2003).

4.3.3. Wirkung auf Matrixmetalloproteinasen

Die Familie der Matrixmetalloproteinasen (MMPs) umfasst 26 strukturverwandte Zn^{2+}-abhängige neutrale Endoproteinasen, die u.a. in der Lage sind, Bestandteile der Basalmembran und der subendothelialen extrazellulären Matrix (Typ IV-Kollagen, Fibronectin, Lamitin etc.) hydrolytisch abzubauen. MMPs sind so wesentlich an der Transmigration der Immunzellen in die perivaskulären Räume und weiter ins Hirnparenchym beteiligt. Als wichtigste Vertreter der MMP-Familie gelten die beiden Kollagenasen MMP-9 (Gelatinase B, 92 kDa-Typ IV-Kollagenase) und MMP-2 (Gelatinase A, 72 kDa-Typ IV-Kollagenase).

Unter IFN-β findet sich eine Downregulation dieser proproteolytischen MMPs, v.a. der MMP-9, womöglich auch der MMP-7 (Sellebjerg et al., 2003; Avolio et al., 2003). Dass IFN-β in der Lage ist, MMP-9 *direkt* herunterzuregulieren, konnte in cDNA-Microarray-Experimenten gezeigt werden. Jedoch sind auch zahlreiche IFN-β-regulierte Zytokine und Chemokine an der Regulation des MMP/TIMP-Systems beteiligt, so dass *in vivo* auch eine *indirekte* MMP-9-Inhibition eine Rolle spielen dürfte. Ob es auch zu einem Anstieg der Produktion der MMP-Antagonisten TIMP-2 und TIMP-1 kommt, ist strittig.

Interessanterweise scheint MMP-9 *in vitro* in der Lage zu sein, IFN-β (IFN-β-1b > IFN-β-1a) proteolytisch zu spalten. Es ist daher vorgeschlagen worden, IFN-β mit MMP-9-Inhibitoren zu kombinieren, um die IFN-β-Halbwertszeit zu erhöhen und die erforderliche IFN-β-Dosis zu reduzieren. Daten, die die klinische Relevanz eines solchen MMP-vermittelten IFN-β-Metabolismus belegen würden, liegen bisher jedoch nicht vor.

4.3.4. Wirkung auf T-Zellen

4.3.4.1. Zytotoxische Aktivität

Mit Hilfe eines Chromfreisetzungsassays kann die zytotoxische Aktivität mononukleärer Zellen nach Stimulation mit IFN-β getestet werden. In den ersten Stunden nach s.c. Injektion von IFN-β kommt es dosisunabhängig zu einem transienten Abfall der zytotoxischen Aktivität, auf die jedoch ein deutlicher Anstieg nach 24-48 Stunden und schließlich ein langsamer Abfall auf das Ausgangsniveau folgt. Unter einer Dauertherapie mit IFN-β zeigt sich jedoch bereits nach nur einem Monat ein Abfall der Aktivität unter das Ausgangsniveau. In den Folgemonaten nimmt die Aktivität sogar noch weiter ab.

4.3.4.2. Hemmung der T-Zell-Aktivierung und -Proliferation

Periphere Antigen-präsentierende Zellen (v.a. Makrophagen, dendritische Zellen, B-Zellen) nehmen Antigene per Exo- und Endozytose auf und präsentieren Teile des aufgenommenen Antigens über ihre MHC-Klasse-II-Moleküle. Antigen-spezifische naive T-Zellen erkennen das AG und docken CD4-vermittelt unter Formierung eines sog. trimolekularen Komplexes (TRC-AG-MHC) über ihren T-Zell-Rezeptor an die antigenpräsentierende Zelle an. IFN-β hemmt die durch IFN-γ induzierte Expression von MHC-Klasse-II-Molekülen auf Makrophagen (und Endothelzellen) und führt so zu einer Normalisierung der MHC-Klasse-II-abhängigen Antigenpräsentation und T-Zell-Aktivierung.

Damit es zur Aktivierung der T-Zelle kommt, sind jedoch weitere, sog. akzessorische aktivierende Signale erforderlich. Eine Vielzahl antigen-präsentierender Zellen, darunter Makrophagen, Monozyten, B-Zellen und auch einige T-Zellen, exprimieren auf ihrer Oberfläche B7.1 (CD80) und B7.2 (CD86), die beiden am besten untersuchten koaktivierenden Moleküle. T-Zellen besitzen zwei B7-Liganden, CD28 (Tp44) und CTLA-4 (CD152). Während die Interaktion von B7 mit CD28 an der Aktivierung der T-Zelle beteiligt ist, führt die Interaktion von B7 mit dem innerhalb von 48 Stunden nach T-Zell-Aktivierung exprimierten CTLA-4 zur Deaktivierung der T-Zelle. Die B7-abhängige T-Zell-Aktivierung ist mithin selbstlimitierend.

Bei MS-Patienten findet sich eine B7.1-Überexpression auf Lymphozyten, insbesondere B-Zellen, und Monozyten im peripheren Blut. Während eine B7.1-Überexpression auf Makrophagen oder dendritischen Zellen zu einer allgemeinen Aktivierung der Immunantwort führt, führt die B7.1-Überexpression auf B-Lymphozyten offenbar zu einer antigen-spezifischen Steigerung der - B-Zellvermittelten - T-Zell-Antwort (geringere minimale Aktivierungsdosis, damit geringere Antigentoleranz). Ob es bei MS-Patienten auch zu einer signifikanten Änderung der B7.2-Expression kommt, ist strittig. Im ZNS findet sich intraläsional eine Zunahme der B7.1-Level auf Lymphozyten und Mikrogliazellen, während die Makrophagen v.a. B7.2 exprimieren.

IFN-β führt zu einer signifikanten Abnahme und damit Normalisierung der B7.1-Expression auf B-Lymphozyten. Die B7.2-Expression auf B-Lymphozyten bleibt weitgehend unberührt. Die Expression von B7.1 und B7.2 auf Monozyten und damit die allgemeine, antigen-unspezifische Immunantwort nimmt dagegen unter IFN-β-Behandlung zu (Liu et al., 2001).

Neben dem B7/CD28-System kommt dem CD40/CD40L-System erhebliche Bedeutung für die T-Zell-Aktivierung zu. Die Bindung des CD40-Moleküls der antigen-präsentierenden Zelle an seinen Liganden auf der T-Zelle führt zur Produktion von IL-12 durch die APC. Die T-Zelle sezerniert auf den parakrinen IL-12-Stimulus hin IFN-γ, das u.a. die B7-Expression verstärkt. Bei MS-Patienten findet sich eine verstärkte Antwort auf die CD40/CD40L-Aktivität und eventuell auch eine verstärkte CD40L-Expression auf B-Zellen. IFN-β dämpft die IL-12 induzierte IL-12R-Expression und IFN-γ-Sekretion der T-Zellen und damit zugleich die B7-Expression auf Monozyten, B-Zellen und T-Zellen. Eine Abnahme der CD40-Expression auf T- und B-Zellen wird diskutiert (Teleshova et al., 2000; Liu et al., 2001).

Der Abnahme der T-Zell-Aktivierung unter IFN-β entspricht eine Zunahme der Th2-Differenzierung und ein Überwiegen der Th2-Zytokinantwort im Plasma IFN-β-behandelter Patienten.

4.3.4.3. Regulation der T-Zell-Apoptose

IFN-β fördert die Apoptose virusinfizierter sowie maligne transformierter Zellen. Darüber hinaus scheint IFN-β auch an der regulatorischen Apoptose aktivierter T-Lymphozyten beteiligt zu sein (Gniadek et al., 2003). Die sog. aktivierungsinduzierte Apoptose (AICD, *activation-induced cell death*) ist von entscheidender Bedeutung für die T-Zell-Homöostase. Die wiederholte antigen-spezifische Aktivierung einer T-Zelle führt v.a. über eine vermehrte Expression von CD95 und CD95L zu deren apoptotischer Elimination. Eine verminderte Apoptose aktivierter T-Zellen führt zu einer verstärkten und prolongierten T-Zell-Antwort. Zusätzlich spielt die Apoptose aktivierter T-Zellen eine wichtige Rolle für die Etablierung und Aufrechterhaltung der natürlichen T-Zell-Toleranz. Eine verminderte Elimination aktivierter autoreaktiver T-Zellen begünstigt vermutlich die Entstehung T-Zell-vermittelter Autoimmunerkrankungen. Vieles deutet darauf hin, dass IFN-β die aktivierungsinduzierte T-Zell-Apoptose begünstigt. So wurde etwa eine verminderte Expression der Apoptoseinhibitoren IAP-1, IAP-2, XIAP, Survin (und möglicherweise auch FLIP) unter Behandlung mit IFN-β beobachtet.

4.3.4.4. Hemmung der T-Zell-Migration

Die Passage der T-Zellen durch die Blut-Hirn-Schranke beginnt mit dem - durch Selektine und ihre Carboanhydratliganden vermittelten - sog. *Tethering* und *Rolling* der Zellen an der Gefäßwand. Über die Interaktion G-Protein-gekoppelter Chemokinrezeptoren mit immobilisierten Chemokinen auf den Endothelzellen kommt es zur Aktivierung T-Zell-eigener Integrine. Durch Interaktion der aktivierten Integrine mit endothelseitigen Integrinrezeptoren kommt es zur eigentlichen Adhäsion der Zellen. Die dann folgende Diapedese ist u.a. durch weitere Chemokine und ihre Rezeptoren vermittelt. Die Sekretion von IFN-γ, TNF-α und Lymphotoxin durch aktivierte T-Lymphozyten führt zur vermehrten Expression von Adhäsionsmolekülen auf der Oberfläche von T-Zellen und Endothelzellen. Eine vermehrte Expression von Adhäsionsmolekülen findet sich auch bei Patienten mit Multipler Sklerose.

IFN-β stabilisiert die Blut-Hirn-Schranke. Die Stabilisierung der Blut-Hirn-Schranke gehört zu den am besten dokumentierten Effekten der IFN-β-Therapie der Multiplen Sklerose. So findet sich bereits wenige Tage bis Wochen nach IFN-β-Gabe eine deutliche Abnahme der Gadolinium-Aufnahme aktiver MS-Läsionen (u.a. Stone et al., 1995). Die diesem Effekt zugrundliegenden molekularen Mechanismen sind nur zum Teil verstanden.

Für die membranständigen endothelialen Adhäsionsmoleküle liegen Daten aus histopathologischen Untersuchungen sowie Daten aus Zellkultur-Experimenten vor. So fand sich histopathologisch bei MS-Patienten, nicht aber bei neurologisch gesunden Kontrollen, eine signifikante Expression von ICAM-1 und VCAM-1, aber auch von E-Selectin, im Bereich der zerebralen Mikrogefäße. Die Wirkung von IFN-β auf die ICAM-1- und VCAM-1-Expression wird uneinheitlich bewertet. So fand sich eine IFN-β-abhängige Reduktion der TNF-induzierbaren Expression von ICAM-1 auf kultivierten Ratten-BMECs und eine Zunahme der sVCAM-Freisetzung. Allerdings wurde dieser Effekt nur nach einer - offenbar protektiv wirksamen - Vorinkubation der Zellen mit IFN-β und anschließender Stimulation mit TNF-α und IFN-β beobachtet. Andere Arbeitsgruppen fanden auf MS-HBCE- bzw. HUVEC-Zellen keine Abnahme oder sogar eine Zunahme der ICMA-1-Expression unter IFN-β.

Ein signifikanter Effekt von IFN-β auf die VCAM-Expression fand sich weder auf MS-HBECs und HCECs oder HUVECs. Allerdings kann, worauf bereits hingewiesen wurde, die VCAM-1/VLA-4-Interaktion durch einen sVCAM-Anstieg unter IFN-β-Therapie kompetitiv behindert sein. Der Nachweis einer Beeinflussung der E-Selektin-Expression durch IFN-β ist bislang nicht gelungen. Für VLA-4 konnte eine Abnahme der Expression auf Lymphozyten (u.a. auf CD8-positiven und CD4CD45RO-positiven Zellen) sowie auf Monozyten unter IFN-β-Therapie gezeigt werden. Auch durch Inkubation mit sVCAM-1, dessen Serumkonzentration unter IFN-β-Behandlung ansteigt, kann *in vitro* eine Downregulation der VLA-4-Expression auf humanen Lymphozyten erreicht werden. Anhalt für eine Abnahme der LFA-1-Expression *in vivo* unter IFN-β fand sich - trotz einer *in vitro* beobachteten LFA-1-Downregulation unter Stimulation mit dem IFN-β-abhängigen sICAM - bislang nicht. Vielmehr soll der Anteil LFA-1-positiver CD4CD45-positiver Zellen, nicht aber die CD11a-Expression per se, unter IFN-β ansteigen. Für L-Selectin ist eine Zunahme auf CD4-Zellen unter IFN-β-Behandlung beschrieben.

Die Bedeutung von MHC-Klasse-II-Molekülen für die T-Zell-Migration ist noch nicht vollständig geklärt. Frühe *in vivo*-Studien fanden, dass eine vermehrte MCH-Klasse-II-Expression dem klinischen Beginn der EAE und dem Übertritt von Lymphozyten in das ZNS vorausgeht. Die IFN-γ-induzierte Expression von MHC-Klasse-II-Molekülen auf HBMECs geht mit Veränderungen der Zellmorphologie und einer Zunahme der Permeabilität der tight junctions für Makromoleküle einher. *In vitro*-Experimente mit HUVECs zeigten zudem eine vermehrte Adhäsion von Leukozyten an MHC-Klasse-II-exprimierenden Endothelzellen. Auch für Maus-Lymphozyten wurde eine vermehrte Adhäsion an MBECs an MHC-Klasse-II-exprimierenden Endothelzellen nach IFN-γ-Stimulation beschrieben. In Biopsaten akuter MS-Herde findet sich eine vermehrte MHC-Klasse-II-Expression auf Endothelzellen. Wie auch in anderen Zellen, so antagonisiert IFN-β offenbar auch in Endothelzellen (u.a. MS-HBECs) die IFN-γ-induzierte MHC-Klasse-II-Expression. Ein MHC-II-regulierender Effekt von IFN-β auf unstimulierte Endothelzellen scheint dagegen nicht zu bestehen. IFN-β induziert - wie IFN-γ und TNF-α - die Expression von MHC-Klasse-I-Molekülen auf humanen kultivierten Endothelzellen.

Lasermikroskopische Untersuchungen der endothelialen tight junctions mit Antikörpern gegen Occludin und ZO-1 zeigten zahlreiche morphologische Veränderungen (Beading, Separierung etc.) bei Patienten mit Multipler Sklerose. Nach Inkubation kultivierter Endothelzellen mit Serumproben von MS-Patienten im akuten Schub fand sich eine Downregulation v.a. von Occludin, aber auch von VE-Cadherin, den beiden wichtigsten TJ-Komponenten im Bereich der Blut-Hirn-Schranke. IFN-β scheint der durch inflammatorische Mediatoren induzierten Schädigung der endothelialen tight junctions entgegenzuwirken. So konnte etwa durch Koinkubation mit IFN-β die TNF-α- oder H_2O_2-typische Zonula occludens (ZO)-1- und ZO-2-Translokation verhindert werden. Auch LPS-induzierte Schäden an den tight junctions ließen sich *in vitro* durch Vorinkubation mit IFN-β verhindern.

4.3.5. Sonstige Wirkungen

■ **Akut-Phase-Reaktion**

IFN-β bewirkt einen transienten Anstieg der Akut-Phase-Proteine CRP und SAA. IFN-β kann - sowohl nach s.c. als auch nach i.m. Injektion und gerade zu Beginn der Therapie - einen leichten Anstieg der Körpertemperatur (bis zu 1,5°C) bewirken. Eine Beteiligung von IL-6 wird diskutiert.

4.3.6. Einfluss von Interferon-β auf das Hormonsystem

IFN-β beeinflusst die hypothalamisch-pituitär-adrenale (HPA)-Achse. Am besten untersucht ist der Effekt von IFN-β auf die ACTH-Cortisol-Achse. Bei unbehandelten MS-Patienten findet sich ein stärkerer Cortisol-Anstieg im ACTH-Test (RRMS < SPMS < PPMS) als bei gesunden Kontrollpersonen. IFN-β bewirkt einen vorübergehenden Anstieg des ACTH- und Cortisol-Spiegels. Dem ACTH- und Cortisol-Anstieg geht ein Anstieg von IL-6 und TNF-α zeitlich voraus. IL-6 und TNF-α sind beide durch IFN-β induzierbar. Eine über IL-6 vermittelte Cortisol-Induktion erscheint daher denkbar.

In einigen Studien fand sich ein transienter Anstieg auch des Prolactin- und Growth-hormone (GH)-Spiegels nach IFN-β-Injektion.

Zweiterkrankungen autoimmuner Genese sind bei MS-Patienten - wie auch bei anderen Patienten mit Autoimmunerkrankungen - häufiger als in der Normalbevölkerung. Auch autoimmun bedingte Schilddrüsenfunktionsstörungen sollen bei MS-Patienten häufiger auftreten. Wiederholt wurde eine Beeinflussung der Schilddrüsenfunktion durch IFN-β behauptet. Durelli et al. (2001a) konnten dies in einer großen Multicenterstudie (152 MS-Patienten, 437 gesunde Kontrollen) nicht bestätigen. Die Inzidenz antimikrosomaler Antikörper oder auch nur subklinischer Schilddrüsenfunktionsstörungen bei RRMS-Patienten unterschied sich nicht signifikant von jener bei gesunden Probanden. Lediglich bei männlichen Patienten fand sich ein geringer, gleichwohl nicht signifikanter Trend zuungunsten der MS-Patienten. In einer großen 1-Jahres-follow-up-Multicenterstudie (n=156) fanden dieselben Autoren keine signifikante Zunahme der Inzidenz von Schilddrüsenfunktionsstörungen und der Häufigkeit von Autoantikörpern unter IFN-β-Therapie (Durelli et al., 2001b). Dies stimmt mit den Ergebnissen früherer kleinerer Studien überein (Kivisäkk et al., 1998; Colosimo et al., 1997). Von Seiten der Hersteller werden regelmäßige TSH-Kontrollen, gerade zu Therapiebeginn, empfohlen. Für Rebif® wird herstellerseitig eine Häufigkeit von Schilddrüsenfunktionsstörungen zwischen 1/100 und 1/1000 angegeben, für Betaferon® und Avonex® zwischen 1/1000 und 1/10000.

4.3.7. Bedeutung der antiviralen Wirkung für die Behandlung der MS

Der Einsatz von IFN-β in der Behandlung der Multiplen Sklerose geht historisch auf die Vermutung zurück, die Erkrankung könnte viraler Genese sein. Zum Zeitpunkt der Durchführung der ersten Studien ab 1979 war v.a. die antivirale Wirkung der Interferone bekannt; die vielfältigen immunmodulatorischen Wirkungen der Interferone wurden in ihrem überwiegenden Teil erst sehr viel später erkannt. Auch heute noch werden immer wieder Viren und andere Mikroorganismen als Ursache der Multiplen Sklerose diskutiert. Während die allgemein akzeptierte pathogenetische Hypothese der Multiplen Sklerose Viren lediglich als möglichen Auslöser der Erkrankung i.S. eines molekularen Mimikry sowie als mögliche unspezifische Trigger eines akuten Erkrankungsschubes vorsieht, wurde immer wieder auch eine persistierende, die Erkrankung unterhaltende Virusinfektion diskutiert.

Aber auch die Hypothese einer autoimmunen Genese lässt Platz für einen Beitrag antiviraler Effekte an der klinischen Wirksamkeit von IFN-β in der Behandlung der Multiplen Sklerose: So könnte eine Abnahme der Häufigkeit grippaler Infekte, die als mögliche Trigger des akuten MS-Schubes gelten, eine Abnahme der Schubfrequenz nach sich ziehen. In der Avonex®-Zulassungsstudie (Jacobs et al. 1995) fanden sich nichtbakterielle respiratorische Infekte in der IFN-β-behandelten Gruppe gleichwohl nicht seltener als in der Placebogruppe. Auch scheint eine relevante antivirale Wirkung aufgrund der geringen in der MS-Behandlung verwendeten IFN-β-Dosierungen eher unwahrscheinlich.

4.3.8. Neuroprotektion und Remyelinisierung

Es gibt erste Berichte über eine signifikante Zunahme der Produktion von NGF und BDNF in Astrozyten nach *in vitro*-Stimulation mit IFN-β. Gleichwohl ist der Nachweis der Liquorgängigkeit von IFN-β bislang nicht erbracht. Ob *in vitro* beobachtete remyelinisierende und/oder neuroprotektive Effekte von IFN-β auf neuronale oder gliale Zellen auch *in vivo* von Bedeutung sind, muss daher vorerst unklar bleiben.

Eine demyelinisierungsfördernde Wirkung, wie sie unter Verweis auf Befunde aus dem Theiler-Virus-Modell der MS sowie die Downregulation von ApoE durch IFN-β verschiedentlich diskutiert wurde, ist durch die Ergebnisse zahlreicher klinischer und MRT-Studien ausreichend widerlegt (☞ Kap. 5.).

4.3.9. Literatur

Allen G, Diaz MO. Nomenclature of the human interferon proteins. J Interferon Cytokine Res. 1996 Feb;16(2):181-4.

Alam J, McAllister A, Scaramucci J, Jones W, et al. Pharmacokinetics and pharmacodynamics of interferon beta-1a (IFNb-1a) in healthy volunteers after intravenous, subcutaneous or intramuscular administration. Clin Drug Invest 1997a; 14:35–43.

Alam J, Goelz S, Rioux P, Scaramucci J, et al. Comparative pharmacokinetics and pharmacodynamics of two recombinant human interferon beta-1a (IFN beta-1a) products administered intramuscularly in healthy male and female volunteers. Pharm Res. 1997b Apr;14(4):546-9.

Arduini RM, Li Z, Rapoza A, Gronke R, et al. Expression, purification, and characterization of rat interferon-beta, and preparation of an N-terminally PEGylated form with improved pharmacokinetic parameters. Protein Expr Purif. 2004 Apr;34(2):229-42.

Avolio C, Giuliani F, Liuzzi GM, Ruggieri M, et al. Adhesion molecules and matrix metalloproteinases in Multiple Sclerosis: effects induced by Interferon-beta. Brain Res Bull. 2003 Aug 15;61(3):357-64.

Barnes B, Lubyova B, Pitha PM. On the role of IRF in host defense. J Interferon Cytokine Res. 2002 Jan;22(1):59-71.

Barton GM, Medzhitov R. Linking Toll-like receptors to IFN-alpha/beta expression. Nat Immunol. 2003 May;4(5):432-3.

Boylan MT, Crockard AD, Duddy ME, Armstrong MA, et al. Interferon-beta1a administration results in a transient increase of serum amyloid A protein and C-reactive protein: comparison with other markers of inflammation. Immunol Lett. 2001 Jan 15;75(3):191-7.

Chill JH, Quadt SR, Levy R, Schreiber G, et al. The human type I interferon receptor: NMR structure reveals the molecular basis of ligand binding. Structure (Camb). 2003 Jul;11(7):791-802.

Colosimo C, Pozzilli C, Frontoni M, Farina D, et al. No increase of serum autoantibodies during therapy with recombinant human interferon-beta1a in relapsing-remitting multiple sclerosis. Acta Neurol Scand. 1997 Dec;96(6):372-4.

Comabella M, Imitola J, Weiner HL, Khoury SJ. Interferon-beta treatment alters peripheral blood monocytes chemokine production in MS patients. J Neuroimmunol. 2002 May;126(1-2):205-12.

Conradt HS, Egge H, Peter-Katalinic J, Reiser W, et al. Structure of the carbohydrate moiety of human interferon-beta secreted by a recombinant Chinese hamster ovary cell line. J Biol Chem. 1987 Oct 25;262(30):14600-5.

Deisenhammer F, Mayringer I, Harvey J, et al. A comparative study of the relative bioavailability of different interferon beta preparations. Neurology 2000;54:2055-2060.

Deonarain R, Chan DC, Platanias LC, Fish EN. Interferon-alpha/beta-receptor interactions: a complex story unfolding. Curr Pharm Des. 2002;8(24):2131-7.

Derynck R, Content J, DeClercq E, Volckaert G, et al. Isolation and structure of a human fibroblast interferon gene. Nature. 1980 Jun 19;285(5766):542-7.

Dhib-Jalbut S. Mechanisms of action of interferons and glatiramer acetate in multiple sclerosis. Neurology. 2002 Apr 23;58(8 Suppl 4):S3-9.

Diaz MO, Bohlander S, Allen G. Nomenclature of the human interferon genes. J Interferon Cytokine Res. 1996 Feb;16(2):179-80.

Durelli L, Oggero A, Verdun E, Isoardo GL, et al. Thyroid function and anti-thyroid antibodies in MS patients screened for interferon treatment. A multicenter study. J Neurol Sci. 2001a Dec 15;193(1):17-22.

Durelli L, Ferrero B, Oggero A, Verdun E, et al. Liver and thyroid function and autoimmunity during interferon-beta 1b treatment for MS. Neurology. 2001b Oct 23;57(8):1363-70.

Durelli L, Verdun E, Barbero P, Bergui M, et al. Every-other-day interferon beta-1b versus once-weekly interferon beta-1a for multiple sclerosis: results of a 2-year prospective randomised multicentre study (INCOMIN). Lancet. 2002 Apr 27;359(9316):1453-60.

Eto T, Takahashi H. Enhanced inhibition of hepatitis B virus production by asialoglycoprotein receptor-directed interferon. Nat Med. 1999 May;5(5):577-81.

Fierlbeck G. Pharmakokinetische Untersuchungen mit rekombinantem Interferon-ß im Vergleich zu natürlichem Interferon-ß. Habilitationsschrift der Eberhard-Karls-Universität, Tübingen, 1992

Gniadek P, Aktas O, Wandinger KP, Bellmann-Strobl J, et al. Systemic IFN-beta treatment induces apoptosis of peripheral immune cells in MS patients. J Neuroimmunol. 2003 Apr;137(1-2):187-96.

Jacobs LD, Cookfair DL, Rudick RA, Herndon RM, et al. Intramuscular interferon beta-1a for disease progression in relapsing multiple sclerosis. The Multiple Sclerosis Collaborative Research Group (MSCRG). Ann Neurol. 1996 Mar;39(3):285-94.

Kadowaki N, Antonenko S, Lau JY, Liu YJ. Natural interferon alpha/beta-producing cells link innate and adaptive immunity. J Exp Med. 2000 Jul 17;192(2):219-26.

Karpusas M, Nolte M, Benton CB, Meier W, et al. The crystal structure of human interferon beta at 2.2-A resolution. Proc Natl Acad Sci U S A. 1997 Oct 28;94(22):11813-8.

Karpusas M, Whitty A, Runkel L, Hochman P. The structure of human interferon-beta: implications for activity. Cell Mol Life Sci. 1998 Nov;54(11):1203-16.

Khan OA, Tselis AC, Kamholz JA, Garbern JY, et al. A prospective, open-label treatment trial to compare the effect of IFNbeta-1a (Avonex), IFNbeta-1b (Betaseron), and glatiramer acetate (Copaxone) on the relapse rate in relapsing—remitting multiple sclerosis: results after 18 months of therapy. Mult Scler. 2001 Dec;7(6):349-53.

Kivisakk P, Lundahl J, von Heigl Z, Fredrikson S. No evidence for increased frequency of autoantibodies during interferon-beta1b treatment of multiple sclerosis. Acta Neurol Scand. 1998 May;97(5):320-3.

Levy DE, Darnell JE Jr. Stats: transcriptional control and biological impact. Nat Rev Mol Cell Biol. 2002 Sep;3(9):651-62.

Liu Z, Pelfrey CM, Cotleur A, Lee JC, Rudick RA. Immunomodulatory effects of interferon beta-1a in multiple sclerosis. J Neuroimmunol. 2001 Jan 1;112(1-2):153-62.

Lundgren E, Langer JA. Nomenclature of interferon receptors and interferon-delta. J Interferon Cytokine Res. 1997 Jul;17(7):431-2.

Mamane Y, Heylbroeck C, Genin P, Algarte M, et al. Interferon regulatory factors: the next generation. Gene. 1999 Sep 3;237(1):1-14.

Maniatis T, Falvo JV, Kim TH, Kim TK, et al. Structure and function of the interferon-beta enhanceosome. Cold Spring Harb Symp Quant Biol. 1998;63:609-20.

Mogensen KE, Lewerenz M, Reboul J, Lutfalla G, Uze G. The type I interferon receptor: structure, function, and evolution of a family business. J Interferon Cytokine Res. 1999 Oct;19(10):1069-98.

Munafo A, Spertini E, Rothuizen L. Pharmacodynamic responses to r-hIFN ß-1a administered subcutanously once a week (QW) or three times a week (TIW), over one month. Mult Scler. 1997; 3:226f.

Munafo A, Trinchard-Lugan I I, Nguyen TX, Buraglio M. Comparative pharmacokinetics and pharmacodynamics of recombinant human interferon beta-1a after intramuscular and subcutaneous administration. Eur J Neurol. 1998 Mar;5(2):187-193.

Nguyen H, Hiscott J, Pitha PM. The growing family of interferon regulatory factors. Cytokine Growth Factor Rev. 1997 Dec;8(4):293-312.

Obert HJ, Pöhlau D, Beta-Interferon: Schwerpunkt Multiple Sklerose, 3. Auflage. Springer, 2000.

Panitch H, Goodin DS, Francis G, Chang P, et al. EVidence of Interferon Dose-response: Europian North American Compartative Efficacy; University of British Columbia MS/MRI Research Group. Randomized, comparative study of interferon beta-1a treatment regimens in MS: The EVIDENCE Trial. Neurology. 2002 Nov 26;59(10):1496-506.

Polman C, Barkhof F, Kappos L, Pozzilli C, et al. Oral interferon beta-1a in relapsing-remitting multiple sclerosis: a double-blind randomized study. Mult Scler. 2003 Aug;9(4):342-8.

Rogge MC, Simonian NA, Jones WE. Comparative pharmacokinetics and pharmacodynamics of recombinant human interferon beta-1a after intramuscular and subcutaneous administration. Eur J Neurol. 1999 May; 6(3):375-7.

Ross TM, Martinez PM, Renner JC, Thorne RG, et al. Intranasal administration of interferon beta bypasses the blood-brain barrier to target the central nervous system and cervical lymph nodes: a non-invasive treatment strategy for multiple sclerosis. J Neuroimmunol. 2004 Jun; 151(1-2):66-77.

Runkel L, Meier W, Pepinsky RB, Karpusas M, et al. Structural and functional differences between glycosylated and non-glycosylated forms of human interferon-beta (IFN-beta). Pharm Res. 1998 Apr;15(4):641-9.

Salmon P, Le Cotonnec JY, Galazka A, Abdul-Ahad A, et al. Pharmacokinetics and pharmacodynamics of recombinant human interferon-beta in healthy male volunteers. J Interferon Cytokine Res. 1996 Oct;16(10):759-64.

Sellebjerg F, Sorensen TL. Chemokines and matrix metalloproteinase-9 in leukocyte recruitment to the central nervous system. Brain Res Bull. 2003 Aug 15;61(3):347-55.

Siegal FP, Kadowaki N, Shodell M, Fitzgerald-Bocarsly PA, et al. The nature of the principal type 1 interferon-producing cells in human blood. Science. 1999 Jun 11;284(5421):1835-7.

Stark GR, Kerr IM, Williams BR, Silverman RH, Schreiber RD. How cells respond to interferons. Annu Rev Biochem. 1998;67:227-64.

Stone LA, Frank JA, Albert PS, Bash C, et al. The effect of interferon-beta on blood-brain barrier disruptions demonstrated by contrast-enhanced magnetic resonance imaging in relapsing-remitting multiple sclerosis. Ann Neurol. 1995 May;37(5):611-9.

Sturzebecher S, Wandinger KP, Rosenwald A, Sathyamoorthy M, et al. Expression profiling identifies responder and non-responder phenotypes to interferon-beta in multiple sclerosis. Brain. 2003 Jun;126(Pt 6):1419-29.

Sturzebecher S, Maibauer R, Heuner A, Beckmann K, Aufdembrinke B. Pharmacodynamic comparison of single doses of IFN-beta1a and IFN-beta1b in healthy volunteers. J Interferon Cytokine Res. 1999 Nov; 19(11):1257-64.

Sung C, Nardelli B, LaFleur DW, Blatter E, et al. An IFN-beta-albumin fusion protein that displays improved pharmacokinetic and pharmacodynamic properties in nonhuman primates. J Interferon Cytokine Res. 2003 Jan;23(1):25-36.

Teleshova N, Bao W, Kivisakk P, Ozenci V, et al. Elevated CD40 ligand expressing blood T-cell levels in multiple sclerosis are reversed by interferon-beta treatment. Scand J Immunol. 2000 Mar;51(3):312-20.

Wandinger KP, Sturzebecher CS, Bielekova B, Detore G, et al. Complex immunomodulatory effects of interferon-beta in multiple sclerosis include the upregulation of T helper 1-associated marker genes. Ann Neurol. 2001 Sep;50(3):349-57.

Wandinger KP, Lunemann JD, Wengert O, Bellmann-Strobl J, et al. TNF-related apoptosis inducing ligand (TRAIL) as a potential response marker for interferon-beta treatment in multiple sclerosis. Lancet. 2003 Jun 14;361(9374):2036-43.

Yie J, Senger K, Thanos D. Mechanism by which the IFN-beta enhanceosome activates transcription. Proc Natl Acad Sci U S A. 1999 Nov 9;96(23): 13108-13.

Yong VW, Chabot S, Stuve O, Williams G. Interferon beta in the treatment of multiple sclerosis: mechanisms of action. Neurology. 1998 Sep;51(3):682-9.

Zhang J, Hutton G, Zang Y. A comparison of the mechanisms of action of interferon beta and glatiramer acetate in the treatment of multiple sclerosis. Clin Ther. 2002 Dec;24(12):1998-2021.

Therapie mit Interferon-β

5. Therapie mit Interferon-β

5.1. Indikationen

Derzeit sind mehrere Interferon-β (IFN-β)-Präparate zur MS-Therapie zugelassen, die sich in Herstellungsart, Applikationsmodus und -häufigkeit voneinander unterscheiden: IFN-β1a wird gentechnisch in Säugetierzellen und IFN-β1b in E. coli hergestellt. Es gibt derzeit zwei Präparate, welche IFN-β1a enthalten und jeweils entweder 3 mal wöchentlich subkutan (s.c.) oder 1 mal pro Woche intramuskulär (i.m.) injiziert werden. Das einzige erhältliche IFN-β1b-Präparat wird alle zwei Tage subkutan appliziert. Alle drei Präparate sind zur Therapie der schubförmigen MS zugelassen, wobei für IFN-β1b und das s.c. verabreichte IFN-β1a-Präparat zusätzlich eine Zulassung zur Behandlung der sekundär chronisch-progredienten MS mit Schüben besteht (Tab. 5.1).

IFN-β ist ein wichtiger Bestandteil der immunmodulatorischen Stufentherapie der MS. Die Indikation zur Behandlung mit IFN-β ergibt sich zum einen aus Ergebnissen und Erfahrungen von großen, multizentrischen IFN-β-Therapie-Studien, zum anderen aber auch aus den erst kürzlich neu festgelegten diagnostischen Kriterien der MS. So soll an dieser Stelle zunächst auf die aktuellen, so genannten "McDonald-Kriterien" zur Diagnosestellung der MS eingegangen werden (McDonald et al. 2001). Diese Kriterien lösten 2001 die seit 1983 angewandten Kriterien nach Poser (Poser et al. 1983) ab. Im weiteren sollen in diesem Kapitel die Ergebnisse der Schlüsselstudien zur MS-Therapie mit IFN-β dargelegt werden. Schließlich sollen andere wichtige Aspekte der IFN-β-Therapie wie z.B. Nebenwirkungen und neutralisierende Antikörper aufgeführt werden.

■ Diagnostische Kriterien der schubförmigen MS

Der sicherlich wichtigste Unterschied zwischen den Poser- und McDonald-Kriterien ist die standardisierte Einführung der Kernspintomografie (MRT) in die Diagnosestellung der MS. So konnte nach Poser die Diagnose einer klinisch gesicherten MS erst dann gestellt werden, wenn eine zeitliche und örtliche Dissemination anhand klinischer Symptomatik, d.h. nach dem Auftreten des zweiten klinisch objektivierbaren Schubes, gegeben war. Inzwischen kann, nach McDonald et al., der zweite klinische Schub "ersetzt" werden durch Nachweis mindestens einer neuen, Kontrastmittel

IFN-β Typ	IFN-β1a	IFN-β1a	IFN-β1b
Handelsname	Rebif®	Avonex®	Betaferon®
Herstellung	gentechnisch, Säugetierzellen	gentechnisch, Säugetierzellen	gentechnisch, Escherichia coli
Glycosilierung	ja	ja	nein
Applikation	subkutane Injektion	intramuskuläre Injektion	subkutane Injektion
Applikationsfrequnz	3x pro Woche	1x pro Woche	alle 2 Tage
Dosis pro Applikation	22 oder 44 µg (6 oder 12 MIU)	30 µg (6 MIU)	250 µg (8 MIU)
Indikation	schubförmige MS sekundär chronisch-progrediente MS mit Schüben	schubförmige MS	schubförmige MS sekundär chronisch-progrediente MS mit Schüben
Verminderung der Schubrate	Ja	Ja	Ja
Einfluss auf die MRI-Aktivität	Ja	Ja	Ja
Induktion neutralisierender Antikörper	++	+	+++

Tab. 5.1: Eigenschaften der derzeit zur Therapie der MS zugelassenen Interferon-β-Präparate.

aufnehmenden Läsion und/oder neuer T2-hyperintenser Läsionen in einer MRT-Verlaufskontrolle nach ≥ 3 Monaten. Natürlich kann weiterhin die Diagnose MS gestellt werden, wenn ein zweiter klinischer Schub auftritt. Dabei ist es wichtig, die Definition eines MS-Schubes zu beachten. So wird eine subjektiv berichtete und im Rahmen einer neurologischen Untersuchung objektivierte neurologische Symptomatik als neu aufgetretener Schub bezeichnet, wenn sie ≥ 24 Stunden anhält und in einem Zeitabstand von mindestens 30 Tagen zum letzten Schub steht. Der Schub kann entweder der Reaktivierung bereits in der Vergangenheit aufgetretener Symptome oder einer neuaufgetretenen Symptomatik entsprechen und darf nicht alleine durch Änderungen der Körpertemperatur (Uthoff-Phänomen) oder durch eine infektiöse Erkrankung zu erklären sein.

5.2. Studien zur Anwendung von Interferon-β bei MS

Alle im nachfolgenden erwähnten Studien richten sich nach der Veränderung eines oder mehrerer klinischer oder paraklinischer Erkrankungsparameter als primäre Endpunkte. Am häufigsten kommen hier zur Anwendung:

- Frequenz des Auftretens von Erkrankungsschüben
- Anzahl und Volumen neuer, MS-typischer Läsionen im MRT und
- Zunahme der klinischen Behinderung

Die Studien wurden während der vergangenen 10-15 Jahre durchgeführt, deren Auflistung hier folgt jedoch nicht der chronologischen Reihenfolge ihrer Publikation. Vielmehr sollen die Studien mit den verschiedenen IFN-β-Präparaten entsprechend ihrer Anwendungsmöglichkeiten in den jeweiligen Krankheitsstadien, früh (klinisch isolierte Symptome, CIS) - mittel (schubförmig) - spät (sekundär chronisch progredient), aufgeführt werden.

5.2.1. Behandlung früher Erkrankungsstadien (CIS)

2000 wurde eine multizentrische, randomisierte und Plazebo kontrollierte Studie (CHAMPS) veröffentlicht (Jacobs et al. 2000), welche Patienten mit erstmals akut aufgetretener neurologischer Symptomatik einschloss und unter einmal wöchentlicher i.m. Applikation von 30 µg IFN-β1a (Avonex®) oder Plazebo den Zeitraum bis zur Diagnose einer klinisch gesicherten MS (CDMS = *clinically definite MS*) nach den damals noch angewandten Poser Kriterien untersuchte. Insgesamt 383 Patienten mit einseitiger Optikusneuritis, inkompletter transverser Myelitis oder Beeinträchtigung von Kleinhirn- oder Hirnstamm-Systemen, die kernspintomografische Hinweise auf ein in der Vergangenheit subklinisch abgelaufenes, demyelinisierendes Ereignis hatten (so genannte klinisch isolierte Symptome, CIS), wurden entweder in die Verum- oder Plazebo-Gruppe randomisiert. Nach einem Zeitraum von 3 Jahren wurde die Studie nach einer planmäßigen Effizienz-Analyse abgebrochen, da bezüglich des primären Endpunktes der Studie, dem Zeitraum bis zur Entwicklung einer CDMS, eine statistisch signifikante Aussage gemacht werden konnte. So konnte festgestellt werden, dass die kumulative Wahrscheinlichkeit einer Konversion zu CDMS in der Verumgruppe signifikant verringert war (p = 0,002). Außerdem zeigte sich in der Behandlungsgruppe eine relative Reduktion des Volumens von ZNS-Läsionen, von neuen oder sich vergrößernden Läsionen und auch von Kontrastmittel aufnehmenden Läsionen (Jacobs et al. 2000). Klinische Parameter wurden in dieser Studie nicht untersucht. Es konnte also gezeigt werden, dass die Behandlung mit IFN-β1a bei Patienten mit vorbestehender, subklinischer Demyelinisierung und einmalig aufgetretener neurologischer Symptomatik den Übergang zur CDMS verzögern kann.

Eine weitere doppelblinde, randomisierte, multizentrische Studie (ETOMS) untersuchte den Effekt von einmal wöchentlich applizierten 22 µg IFN-β1a (Rebif®) auf die Krankheitsverläufe von Patienten mit klinisch isolierten Symptomen (Comi et al. 2001). 308 Patienten mit einer klinischen Episode, welche innerhalb der vorausgegangenen 3 Monate aufgetreten war, und mit MS entsprechenden kernspintomografischen Befunden, wurden entweder in die Behandlungsgruppe oder die Plazebo-Gruppe randomisiert und über zwei Jahre behandelt. Während alle Patienten der CHAMPS-Studie tatsächlich CIS (mit nur einem klinisch betroffenen, funktionellen System) hatten, hatten 39 % der Patienten der ETOMS-Studie einen multifokalen Krankheitsbeginn. Auch in dieser Studie war der primäre Endpunkt der Übergang in eine CDMS, definiert durch das Auftreten eines zweiten klinischen Schubes. Insgesamt kam es, ähnlich wie bei der CHAMPS-Studie, während der Studiendauer bei Patienten der Verumgruppe statistisch signifikant seltener zu einer Konversion zur CDMS ($p = 0,047$). Auch bei der ETOMS-Studie war die Akkumulation von ZNS-Läsionen im T2-gewichteten MRT unter der Behandlung mit IFN-β1a im Vergleich zu Plazebo reduziert.

> Unter Berücksichtigung dieser beiden Studien empfiehlt die Deutsch/Schweizer/Österreichische Multiple Sklerose Therapie Konsensus Gruppe (MSTKG) die Therapie mit IFN-β1a bereits nach dem ersten klinischen Schub, wenn bei Nachweis einer intrathekalen oligoklonalen Gammopathie, subklinischer Dissemination und Ausschluss anderer Ursachen eines der folgenden Kriterien vorliegt (MSTKG 2001):
> - unzureichende Besserung einer funktionell deutlich einschränkenden Schubsymptomatik innerhalb von 2 Monaten unter Kortison-Stoßtherapie oder
> - mehr als 6 Herde im MRT des Gehirns oder
> - Hinweise auf einen aktiven Entzündungsprozess mit Kontrastmittel aufnehmenden oder neuen T2-hyperintensen Läsionen im zerebralen MRT in einer Folgeuntersuchung innerhalb von 6 Monaten

5.2.2. Behandlung der schubförmigen MS mit Interferon-β

Eine große Zahl von Studien mit allen drei verfügbaren IFN-β Präparaten wurde bisher veröffentlicht, wobei nicht nur die Wirksamkeit gegen Plazebo, sondern, mindestens ebenso wichtig, auch die Dosisabhängigkeit einzelner Präparate und auch deren Vergleichbarkeit in Hinblick auf Effizienz untersucht wurde.

5.2.2.1. Interferon-β1b, s.c., alle 2 Tage

1993 wurden die Daten der ersten großen, multizentrischen, Plazebo-kontrollierten Studie zur Demonstration der Effektivität einer immunmodulierenden Substanz, IFN-β1b (Betaseron®), an Patienten mit schubförmiger MS vorgestellt (The IFNB Multiple Sclerosis Study Group 1993; Paty und Li 1993). Gleichzeitig war dies auch die erste Studie, die MRT-Läsionen als Endpunkt (Surrogat-Marker) untersuchte. Insgesamt wurden 372 Patienten mit einem EDSS zwischen 0,5 und 5,5, die mindestens zwei Schübe während der vorangegangenen 2 Jahren erlitten hatten, in zwei Behandlungsgruppen (1,6 oder 8 MIU IFN-β1b s.c. alle zwei Tage für zwei Jahre) und eine Plazebo-Gruppe randomisiert. Nach zwei Jahren konnte eine signifikante Reduktion der Schubrate, sowohl in der 1,6 MIU- als auch in der 8 MIU-Gruppe gezeigt werden, welche jedoch wesentlich deutlicher in der Gruppe mit der höheren Dosierung war. Weiterhin konnte in der Hochdosis-Gruppe eine Reduktion der Gesamtzahl und des Neuauftretens von Läsionen im MRT gezeigt werden. Nach der Erhebung dieser Daten wurde die Studie für einige Patienten bis auf 5 Jahre verlängert (The IFNB Multiple Sclerosis Study Group and The University of British Columbia MS/MRI Analysis Group 1995). Während in der Plazebo-Gruppe eine deutliche Zunahme (18,7 % nach 4 Jahren, 30,2 % nach 5 Jahren) der zerebralen Läsionen vermerkt wurde, kam es in der Hochdosis-Gruppe zu einer deutlich reduzierten Zunahme von Läsionen (0,8 % nach 4 Jahren, 3,6 % nach 5 Jahren), wobei sicherlich zu beachten ist, dass die Anzahl der nach 5 Jahren noch in der Studie befindlichen Patienten deutlich abgenommen hatte. Die mittlere Zeit bis zur klinischen Verschlechterung war in keiner Behandlungsgruppe signifikant reduziert, zeigte jedoch einen Trend in Richtung Verzögerung in der 8 MIU-Gruppe. Die zusammengefasste jährliche Schubrate über die gesamten 5 Jahre war in beiden IFN-β1b-Gruppen gegenüber Plazebo, jedoch nicht untereinander, signifikant reduziert. Insgesamt war dies die erste Studie, die zeigte, dass eine Behandlung mit IFN-β den klinischen Verlauf der schubförmigen MS positiv beeinflussen kann.

5.2.2.2. Interferon-β1a, i.m., 1 mal pro Woche

Eine Studie, welche den Einfluss einer einmal wöchentlichen i.m. Gabe von IFN-β1a (Avonex®) auf den klinischen Krankheitsverlauf der MS untersuchte, wurde 1996 publiziert (Jacobs et al. 1996). 301 Patienten mit schubförmiger MS, einem EDSS von 0,5–3,5 und mindestens zwei Schüben in den 3 vorausgegangenen Jahren wurden entweder in die Behandlungsgruppe (30 µg IFN-β1a, 1x wöchentlich i.m.) oder die Kontroll-Gruppe randomisiert. Auch diese Studie wurde multizentrisch und doppelblind durchgeführt. Der primäre Endpunkt war ein Vergleich der bestätigten und anhaltenden (≥ 6 Monate) EDSS-Verschlechterungen in beiden Gruppen. Im Gegensatz zu anderen IFN-β-Studien war der Effekt auf die Schubraten nur sekundärer Endpunkt. Die Zeit bis zum Fortschreiten der Behinderung um mindestens 1 EDSS Punkt unter IFN-β1a-Therapie wurde von den Autoren dieser Studie als signifikant gegenüber der Kontrollgruppe angegeben und in einer *post hoc*-Analyse bestätigt (Rudick et al. 1997). Eine Reduktion der Schubrate konnte ebenfalls in der Verum-Gruppe festgestellt werden. Im MRT war in Hinblick auf die T2-Läsionslast lediglich ein Trend zu beobachten, jedoch war der Anteil der MRT-Untersuchungen, welche Kontrastmittel aufnehmende Läsionen nachweisen konnten, in der Behandlungsgruppe insgesamt reduziert.

Eine weitere Studie untersuchte, inwiefern eine einmal wöchentliche i.m. Anwendung von IFN-β1a (Avonex®) einem Dosiseffekt unterliegt, wie auch bei IFN-β1b (alle 2 Tage) und 3x/Woche s.c. Injektion von IFN-β1a (☞ unten) beobachtet. In diese 36 Monate andauernde, doppelblinde Parallelgruppen/Dosisvergleichsstudie wurden insgesamt 802 Patienten mit schubförmiger MS in eine Gruppe zur Behandlung mit 30 µg IFN-β1a 1x/Woche i.m. und eine Gruppe zur Behandlung mit 60 µg IFN-β1a 1x/Woche i.m. randomisiert (Clanet et al. 2002). Als primärer Endpunkt wurde eine anhaltende Krankheitsverschlechterung von einem EDSS-Punkt definiert. Zusätzliche Endpunkte waren Schübe, MRT, Sicherheit, Immunogenität (neutralisierende Antikörper, NAk) und Untergruppen-Analysen in Hinblick auf Krankheitsprogression. Bis auf Unterschiede bei neu aufgetretenen oder vergrößerten T2-Läsionen, welche nach 36 Monaten in der Gruppe mit der höheren Dosierung weniger häufig waren, gab es für alle klinischen Endpunkte keine Unterschiede. NAk wurden bei 2,3 % der 30 µg Gruppe und bei 5,8 % der 60 µg Gruppe festgestellt

5.2.2.3. Interferon-β1a, s.c., 3x/Woche

Letztlich gab es noch eine weitere Studie (PRISMS) mit einem zweiten IFN-β1a Präparat (Rebif®) (PRISMS Study Group 1998). In dieser Plazebokontrollierten, doppelblinden Studie wurden 560 Patienten mit einer schubförmigen MS, mit mindestens 2 Schüben in den vorausgegangen 2 Jahren und mit einem EDSS zwischen 0,5 und 5,0 in eine von 2 Behandlungsgruppen (22 oder 44 µg IFN-β1a, s.c. 3x wöchentlich, über 2 Jahre) oder die Plazebo-Gruppe randomisiert. Anhand dieser Studie konnte gezeigt werden, dass es unter IFN-β1a bei Patienten mit schubförmiger MS zu einer Verminderung der Schubfrequenz, einer verminderten Zunahme der T2-Läsionslast, sowie zu einer Verlängerung des Zeitraumes bis zur anhaltenden klinischen Verschlechterung kam. Insgesamt konnte in dieser Studie ein Dosiseffekt gezeigt werden, welcher jedoch vor allem eine deutliche Reduktion der MRT-Läsionen in der 44 µg-Gruppe zeigte.

In einer Verlängerung der PRISMS-Studie, PRISMS-4, wurden die Patienten, welche zuvor 22 oder 44 µg IFN-β1a erhalten hatten, weiterbehandelt und die Patienten, welche zuvor Plazebo erhalten hatten, in eine der beiden Verum-Gruppen überführt und für weitere zwei Jahre behandelt (PRISMS Study Group and The University of British Columbia MS/MRI Analysis Group 2001). Der Primär-Endpunkt dieser Studie war die Schubrate pro Patient über 4 Jahre. Die Patienten, welche am Ende der Studie für insgesamt 4 Jahre mit IFN-β1a behandelt worden waren, hatten eine deutlich geringere Änderung des Behinderungsgrades erfahren und zeigten auch signifikant weniger Entzündungsaktivität im MRT. Insgesamt profitierten die Patienten, welche die höchste Dosis für die längste Zeit erhalten hatten, am meisten von IFN-β1a.

5.2.2.4. Studien zum Direktvergleich einzelner Interferon-β-Präparate

Alle bisher aufgeführten Studien belegen die Wirksamkeit der individuellen IFN-β-Präparate in der Behandlung der schubförmigen MS. Da jedoch in diesen Studien, aufgrund des Plazebo-kontrollierten Charakters, nicht die Überlegenheit des einen Präparates über das andere nachgewiesen werden konnte, wurden in der jüngeren Vergangenheit mehrere Studien zum direkten Vergleich der verschiedenen β-Interferone durchgeführt. Die beiden prominentesten davon sind die so genannten EVIDENCE- und INCOMIN-Studien, welche jeweils eine bessere klinische Wirksamkeit von entweder 3x wöchentlichen s.c. Gaben von IFN-β1a (Rebif®, EVIDENCE) oder von IFN-β1b (Betaferon®, INCOMIN) gegenüber 1x wöchentlichen i.m. Gaben von IFN-β1a (Avonex®) zeigten. Details dieser Studien werden unten aufgeführt. Es wurden allerdings auch noch mindestens 5 weitere

Vergleichsstudien durchgeführt, welche jedoch bisher nicht in *Peer*-Review-Zeitschriften erschienen sind und allesamt keine Unterschiede zwischen den jeweils verglichenen Präparaten (alle drei waren vertreten) herausarbeiten konnten. Die Gründe für eine mögliche Kritik an den EVIDENCE- und INCOMIN-Studien sollen hier anhand einer Übersicht über diese beiden Studien erläutert werden.

■ **INCOMIN-Studie, Interferon-β1b alle 2 Tage s.c. versus Interferon-β1a einmal pro Woche i.m.**

Die INCOMIN-Studie (Durelli et al. 2002) war ein Kopf-an-Kopf-Vergleich zweier verschiedener β-Interferone, welche in unterschiedlicher Art und Frequenz appliziert werden. In diese 2 Jahre dauernde Studie wurden insgesamt 188 Patienten mit schubförmiger MS und einem EDSS von 1,0-3,5 eingeschlossen und in eine von zwei Behandlungsgruppen randomisiert:

- 8 MIU (250 µg) IFN-β1b (Betaferon®) s.c. alle 2 Tage oder
- 6 MIU (30 µg) IFN-β1a (Avonex®) i.m. einmal pro Woche

Aufgrund der unterschiedlichen Applikationsformen und -frequenzen fand der klinische Teil der Studie unverblindet statt, während die MRT-Daten verblindet erhoben wurden. Als primäre Endpunkte wurden die Anzahl der schubfreien Patienten und die Anzahl der Patienten ohne neue T2-Läsionen festgelegt. Während der ersten 6 Monate der Studie gab es keinen statistisch signifikanten Unterschied bzgl. der Schubfreiheit in beiden Behandlungsgruppen, jedoch waren nach 2 Jahren noch 36 % der Patienten der i.m. IFN-β1a und 51 % der Patienten der IFN-β1b Gruppe ohne klinischen Schub (p = 0,03). Kernspintomografisch waren 26 % der i.m. IFN-β1a und 55 % der IFN-β1b behandelten Patienten ohne neue T2-Läsionen (p < 0,001), und 49 % der i.m. IFN-β1a und 76 % der IFN-β1b behandelten Patienten waren frei von Kontrastmittel aufnehmenden Läsionen.

Insgesamt scheint diese Studie eine bessere Effektivität von Betaferon® gegenüber Avonex® bei der schubförmigen MS zu belegen. Kritik wurde an dieser Studie allerdings aus folgenden Gründen geübt: Die demografischen Daten der zwei Behandlungsgruppen waren zu Studienbeginn unterschiedlich, vor allem im Hinblick auf die Geschlechterverteilung (der Anteil der männlichen Patienten war in der i.m. IFN-β1a Gruppe größer), das Alter bei Diagnosestellung (durchschnittlich 28,3 Jahre vs. durchschnittlich 26,9 Jahre, IFN-β1a vs. IFN-β1b), die Erkrankungsdauer (durchschnittlich 6,7 Jahre vs. durchschnittl. 5,9 Jahre, IFN-β1a vs. IFN-β1b), die mittlere Anzahl an T2-Läsionen (im Mittel 27 vs. 16,5, IFN-β1a vs. IFN-β1b) und den Anteil der Patienten mit Kontrastmittel aufnehmenden Läsionen (52 % vs. 42 %, IFN-β1a vs. IFN-β1b). In einer großen Studie an 1099 MS-Patienten hatten Weinshenker et al. demografische und krankheitsbezogene Faktoren untersucht, die sich nachteilig auf den Krankheitsverlauf auswirken, was als Verkürzung der Zeit bis zum Erreichen eines EDSS von 6,0 definiert wurde (Weinshenker et al. 1991). In dieser Analyse waren höheres Alter zu Krankheitsbeginn und männliches Geschlecht mit einem ungünstigen Krankheitsverlauf assoziiert. Aufgrund dieser Daten ist es fraglich, ob die Resultate der INCOMIN-Studie im Stande sind, eine tatsächliche Überlegenheit von IFN-β1b gegenüber IFN-β1a in o.a. Dosierung und Applikationsmodus zu belegen. Weiterhin fiel auf und wurde kritisiert, dass die Ergebnisse des IFN-β1b-Armes der INCOMIN-Studie teilweise nicht mit dem 8 MIU-Arm der ursprünglichen IFN-β1b-Studie übereinstimmten. So war nach 2 Jahren Studiendauer in der ursprünglichen Studie ein Anteil von 36 % der Patienten schubfrei, während dieser Anteil in der INCOMIN-Studie 51 % betrug. Diese Differenz kann eventuell ebenfalls als Resultat der demografischen Unterschiede gesehen werden.

■ **EVIDENCE-Studie, Interferon-β1a 3x/Woche s.c. versus Interferon-β1a einmal pro Woche i.m.**

Die EVIDENCE-Studie zum direkten Vergleich der beiden Darreichungsformen des IFN-β1a wurde an 677 Patienten mit schubförmiger MS und einem EDSS von 0.5-5.5 durchgeführt. Die Patienten wurden in eine der beiden Behandlungsgruppen, entweder 30 µg IFN-β1a (Avonex®) 1x wöchentlich i.m. oder 44 µg IFN-β1a (Rebif®) 3x wöchentlich s.c., randomisiert und über einen Gesamtzeitraum von zunächst 24, in einer Extension dann von insgesamt 48 und mittlerweile 63 Wochen beobachtet (Panitch et al. 2002). Der primäre Effektivitäts-Endpunkt war der Anteil der Patienten, der während der Studiendauer schubfrei blieb.

Zu Beginn der Studie waren die demografischen Charakteristika der beiden Gruppen gut aufeinander abgestimmt. Nach 24 Wochen waren 75 % der Patienten in der Rebif®-Gruppe und 63 % in der Avonex®-Gruppe schubfrei, ein bei einem $p < 0{,}001$ hochsignifikanter Unterschied. Über den Zeitraum der gesamten 48 Wochen blieben 62 % der Rebif®-Patienten und 52 % der Avonex®-Patienten ohne klinischen Schub ($p = 0{,}009$), ein Unterschied, der zu diesem Zeitpunkt immer noch signifikant, jedoch weniger ausgeprägt war als nach den initialen 24 Wochen und wahrscheinlich größtenteils den Effekt von Rebif® während der ersten 24 Wochen widerspiegelt. Die zuletzt zu dieser Studie vorgestellten Daten zeigen nach 63 Wochen eine Schubfreiheit von 56 % der Rebif®- und 48 % der Avonex®-behandelten Patienten ($p < 0{,}001$). Die Wahrscheinlichkeit schubfrei zu bleiben, war nach diesem Zeitraum 17 % höher in der Rebif®-Gruppe, außerdem zeigten sich statistisch signifikante Unterschiede zugunsten Rebif® bezüglich der untersuchten MRI-Parameter.

> Zusammenfassend scheint somit einer häufigeren und höher dosierten Applikation, vor allem während der ersten 24 Wochen einer IFN-β1a-Therapie, eine positive Bedeutung zuzukommen (Abb. 5.1), was die Interpretation zulässt, dass vor allem bei Behandlungsbeginn eine höhere Dosierung und Frequenz vorteilhaft ist, um möglichst rasch den maximalen Behandlungseffekt zu erreichen.

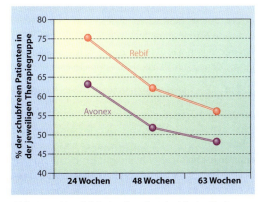

Abb. 5.1: Vergleich des Anteils schubfreier Patienten in den beiden Therapiegruppen (Rebif® und Avonex®) der EVIDENCE-Studie.

5.2.3. Interferon-β bei sekundär chronisch-progredienter MS

5.2.3.1. Interferon-β1b, s.c., alle 2 Tage

1998 wurde die erste großangelegte Studie zur Behandlung der sekundär-progredienten MS (SPMS) mit einem β-Interferon, durchgeführt an europäischen Zentren, veröffentlicht (European Study Group on interferon beta-1b in secondary progressive MS 1998). Insgesamt wurden 718 Patienten mit SPMS und EDSS-Scores zwischen 3,0 und 6,5 in diese Studie randomisiert und über drei Jahre entweder mit 8 MIU IFN-β1b s.c. alle zwei Tage (Betaferon®) oder mit Plazebo behandelt. Für diese Studie war die SPMS als Phase anhaltender Verschlechterung, unabhängig von Schüben, über mindestens 6 Monate vor Studieneintritt definiert worden. 70 % aller in diese Studie eingeschlossenen Patienten hatten in den 2 Jahren vor Studienbeginn noch Schübe erlebt, was annehmen ließ, dass sich zumindest ein Teil dieser Patienten noch in der Übergangsphase von der schubförmigen zur SPMS befanden. Als primärer Endpunkt wurde eine EDSS-Änderung festgelegt. Bei dieser Studie entstand das gleiche Problem mit der Blindung wie bei anderen Plazebo-kontrollierten s.c. IFN-β-Studien: Die IFN-β-typischen lokalen Nebenwirkungen an den Injektionsstellen konnten den doppelblinden Charakter der Studie potenziell stören. Nichtsdestotrotz konnte die Blindung während der Studie teilweise aufrecht erhalten werden, was mit Hilfe von Fragebögen eruiert wurde. So wurde von etwa 50 % aller Patienten und behandelnden Ärzten die richtige Behandlung vermutet, jedoch bestätigte sich unter den EDSS-untersuchenden Ärzten eine wesentlich größere Effizienz der Blindung.

Nach 33 Monaten lag in der Plazebo-Gruppe der Anteil der Patienten, welche eine bestätigte Progredienz erlitten hatten bei 49,7 % und in der Verum-Gruppe bei 38,9 % ($p = 0{,}0048$). Die Patienten wurden zusätzlich auch in Untergruppen je nach EDSS analysiert, wobei kein EDSS-abhängiger Unterschied in der Behandlungseffektivität bzgl. des primären Endpunktes festgestellt werden konnte. Die Analyse eines sekundären Endpunktes, welcher als Zeitraum bis zum Erreichen einer Verschlechterung auf einen EDSS von 7,0 definiert war, ergab eine signifikante Verlängerung dieses Intervalls unter IFN-β1b-Therapie. Allerdings zeigte eine Analyse nach 36 Monaten, dass es keinerlei positiven Effekt der Behandlung mit IFN-β1b bei Patienten gab, wenn diese bereits bei Eintritt in die Studie hohe Anfangs-EDSS Scores (6,0-6,5) hatten. Die Schubrate wurde durch IFN-β1b in dieser Studie um ca. 30 % reduziert. Bezüglich der MRT-Veränderungen konnte in der Verumbehandelten Gruppe ein Rückgang des mittleren Volumens der T2-Läsionen um 5 % festgestellt werden, während es in der Plazebo-Gruppe zu einer Zunahme von 8 % kam (p < 0,0001). Die Analyse einer Untergruppe mit häufigeren MRT-Untersuchungen (n = 125) zeigte im Vergleich zu Plazebo eine hochsignifikante Reduktion der Anzahl neuer, aktiver (KM-aufnehmender) Läsionen um 65 % während der ersten 6 Monate und um 78 % während der Monate 19-24. NAks wurden bei 27,8 % der Verum-behandelten Patienten festgestellt, wobei in dieser Gruppe auch ein Einfluss der NAks auf die Schubrate, jedoch nicht auf Krankheitsprogredienz auffällig war.

> Zusammenfassend demonstrierte diese Studie, dass IFN-β1b im Stande ist, den Verlauf der SPMS geringfügig positiv zu beeinflussen, wobei einer der wichtigsten Kritikpunkte die bereits zuvor erwähnte Tatsache ist, dass 70 % der in dieser Studie untersuchten Patienten noch Schübe in den zwei Jahren vor Studienbeginn hatten. Die positiven Ergebnisse dieser Studie konnten von einer nordamerikanischen Studie mit IFN-β1b nicht bestätigt werden [Goodkin et al. 2000], wobei die Ursache hierfür eventuell in Unterschieden der demografischen Daten der Patientenpopulationen bzgl. des Behinderungsgrad und der Krankheitsaktivität zu suchen ist. So schlossen die europäischen Zentren vornehmlich Patienten in früheren, wahrscheinlich entzündungsaktiveren Krankheitsstadien in die Studie ein, während an amerikanischen Zentren größtenteils Patienten in späteren, wahrscheinlich eher von degenerativen Prozessen bestimmten Krankheitsstadien untersucht wurden.

5.2.3.2. Interferon-β1a, s.c., 3x/Woche

In der so genannten SPECTRIMS-Studie (*Secondary Progressive Efficacy Trial of Recombinant Interferon β-1a in MS*) konnte zunächst der primäre Endpunkt, die signifikante Verzögerung des Zeitintervalls bis zur bestätigten EDSS-Verschlechterung, nicht erreicht werden (Secondary Progressive Efficacy Clinical Trial of Recombinant Interferon-beta-1a in MS (SPECTRIMS) Study Group 2001). Insgesamt 618 Patienten mit SPMS, definiert als zunehmende klinische Verschlechterung mit oder ohne Schüben über mindestens 6 Monate nach initial schubförmig-remittierendem Verlauf, und EDSS-Scores von 3,0-6,5 wurden in zwei Behandlungsgruppen (22 oder 44 µg Rebif® s.c. 3x/Woche) oder eine Plazebo-Gruppe randomisiert und über drei Jahre beobachtet.

Während unter Beachtung der gesamten Studienpopulation kein signifikantes Ergebnis bzgl. des primären Endpunktes erreicht werden konnte, zeigte eine Untergruppen-Analyse der weiblichen Patienten in dieser Hinsicht einen signifikant positiven Effekt, wobei der Grund hierfür derzeit unbekannt ist und in dieser Art bisher auch nicht beschrieben war. Was bereits in der Betaferon®-Studie bei SPMS vermutet worden war, bestätigte sich auch in einer *post hoc*-Analyse der SPECTRIMS-Studie: Patienten, die vor Studieneinschluss noch Schübe erlitten hatten, profitierten eher von der Therapie in Hinblick auf Behinderungs-Progredienz. Bezüglich der Schubraten war ein klar signifikanter Effekt in beiden Verum-Behandlungsgruppen zu verzeichnen. Die mittlere Zahl der T2-Läsionen war in beiden Behandlungsgruppen deutlich gegenüber Plazebo reduziert. Am deutlichsten war der MRT-Effekt wiederum in der Untergruppe der Patienten, welche vor Studieneinschluss noch Schübe hatten. In dieser Studie hatten NAks einen deutlichen Effekt auf die MRT-Befunde. So waren in der Gruppe, in welcher NAks nachgewiesen worden waren, die MRT-Ergebnisse gleich denen der Plazebo-Gruppe (Li et al. 2001).

5.2.4. Zusammenfassung

Zusammenfassend gibt es keinen Zweifel an der Effektivität von IFN-β in der Behandlung der schubförmigen MS. Interessanterweise konnte eine dosisabhängige Effektivität bis heute nur für die beiden s.c. 3x (Rebif) bis 3,5x (Betaferon)/Woche applizierten Präparate gezeigt werden, während 1x wöchentlich i.m. appliziertes IFN-β1a in den beiden untersuchten Dosierungen keinen derartigen Dosiseffekt zeigte.

Insgesamt erscheint es vorteilhaft, so früh, hochdosiert und häufig appliziert wie möglich immunmodulatorisch mit IFN-β in das Krankheitsgeschehen der schubförmigen MS einzugreifen. Ob der Effekt der höher dosierten und häufigeren Applikation mittelfristig durch die hierdurch vermehrte Induktion neutralisierender Antikörper wieder aufgehoben wird, wird momentan kontrovers diskutiert. Die Frage, welches Präparat dem einzelnen Patienten verabreicht werden soll, lässt sich anhand der vorliegenden Daten nicht eindeutig beantworten, und kann auch von Faktoren wie zum Beispiel der Verträglichkeit beeinflusst werden. Dementsprechend lauten auch die Empfehlungen der MSTKG dahingehend, bei nicht tolerablen, lokalen Nebenwirkungen an der Einstichstelle bei s.c. applizierten Präparaten auf das zugelassene i.m. Präparat umzusetzen. Bei unbeeinflusster Krankheitsaktivität nach Beginn der Therapie mit IFN-β kann auf eines der häufiger und/oder in höherer Dosierung applizierten Präparate umgesetzt werden.

Während die Studienergebnisse bei der schubförmigen MS relativ klar und weitgehend reproduzierbar sind und neben β-Interferonen noch andere Therapieformen zur Verfügung stehen, ist dies bei der SPMS nicht der Fall. Die zuvor diskutierten Studien zeigten nur dann einen positiven Effekt für Patienten mit SPMS, wenn diese zwar bereits in die progrediente Phase übergegangen sind, gleichzeitig jedoch noch klinische und/oder kernspintomografische Zeichen eines aktiven Entzündungsgeschehens (Schubüberlagerung, rasche Behinderungsprogredienz, Kontrastmittel aufnehmende Läsionen, neue T2-Läsionen) aufweisen. So lauten hier die Empfehlungen der MSTKG, bei Patienten mit gesicherter SPMS, nur geringer Behinderungszunahme in den letzten zwei Jahren und fehlenden Schüben bzw. Hinweisen auf subklinische Krankheitsaktivität (neue T2-Läsionen, Gd-aufnehmende Läsionen) auf eine Therapie mit IFN-β zu verzichten. Sollte die Therapie mit IFN-β, bei Schubüberlagerung bzw. MRT-Zeichen der Krankheitsaktivität, indiziert sein, wird empfohlen, durch langsames Eintitrieren der Dosis über etwa einen Monat unter konsequenter Zusatztherapie mit NSARs dem Auftreten symptomatischer Verschlechterungen vorzubeugen [Multiple Sklerose Therapie Konsensus Gruppe. 2001] (s. auch Nebenwirkungen).

5.3. Nebenwirkungen

■ Grippeähnliche Beschwerden

Alle IFN-β-Präparate führen vorwiegend zu Beginn der Therapie zu **grippeähnlichen Nebenwirkungen**. Diese bleiben allerdings nur bei einem kleinen Anteil der Patienten bestehen und sind, zusammen mit anderen Nebenwirkungen wie einem allgemeinen Krankheitsgefühl, Kopfschmerzen und Myalgien in der Regel gut mit nichtsteroidalen Antiphlogistika (NSARs) wie Ibuprofen, Diclofenac oder Paracetamol zu kontrollieren. Da grippeähnliche Nebenwirkungen in der Regel 4-12 Stunden nach Applikation auftreten, kann diesen durch die abendliche Verabreichung von IFN-β und NSARs zu etwa dem gleichen Zeitpunkt gut Abhilfe geschaffen werden. Auf diese Weise vergeht genügend Zeit bis zum Wirkeintritt der NSARs und der Patient "verschläft" das Auftreten der IFN-β Nebenwirkungen.

■ Lokale Entzündungsreaktionen

Lokale Entzündungsreaktionen an den Einstichstellen kommen vor allem bei den s.c. applizierten Präparaten vor. Diese können in relativ seltenen Fällen aufgrund des Auftretens lokaler, aseptischer Hautnekrosen in Verbindung mit intradermalen, vaskulitischen Veränderungen zur Veranlassung einer Unterbrechung der Therapie oder deren Abbruch führen. Die Erfahrung lehrt jedoch, dass eine lokale Kühlung der Injektionsstelle und/oder die Erwärmung des Ampulleninhaltes mit der Hand vor der Injektion eine gewisse Reduktion dieser Nebenwirkung bewirken kann. Weiterhin ist bekannt, dass auch der Einstichwinkel oder Präparatreste an der Außenseite der Nadel eine Rolle spielen können.

■ Schilddrüsenstörungen

Immer wieder werden auch unter IFN-β-Therapie aufgetretene **Störungen des thyroidalen Regelkreises** beschrieben. So untersuchte eine Studie das Auftreten klinischer Schilddrüsen-Fehlfunktionen bei 700 MS-Patienten, welche mit IFN-β behandelt wurden (Kreisler et al. 2003). Insgesamt entwickelten 5 Patienten eine Hyperthyreose. Bei drei dieser Patienten war eine länger andauernde Therapie mit Carbimazol notwendig, während sich die Hyperthyreose in den verbleibenden zwei Fällen spontan zurückbildete. Zwei Patienten entwickelten während der IFN-β Therapie eine Hypothyreose, die in einem Fall mit L-Thyroxin behandelt werden musste. Insgesamt kommt es unter IFN-β-Therapie häufiger zu subklinischen TSH-Veränderungen als zu klinischer Schilddrüsenfehlfunktion. Teilweise ist das Auftreten einer Schilddrüsenfehlfunktion mit dem Auftreten einer Antikörper-Antwort gegen Schilddrüsengewebe assoziiert, jedoch scheint dies nicht mit dem Auftreten von NAk gegen IFN-β zu korrelieren (Monzani et al. 2002). Insgesamt wird das Auftreten einer Schilddrüsenfehlfunktion als Folge einer IFN-β-Therapie allerdings nicht als gesichert angesehen. Es empfiehlt sich dennoch, regelmäßig TSH zu kontrollieren und bei Auftreten einer klinischen Schilddrüsenfehlfunktion bei einzelnen Patienten die immunmodulierende Therapie neu zu überdenken.

■ Leberfunktionsstörungen

Berichte geringfügiger **Leberfunktionsstörungen** variieren stark zwischen den einzelnen IFN-β-Studien und es gibt bisher nur einen Bericht eines fulminanten Leberversagens mit Transplantationspflichtigkeit während einer IFN-β-Therapie (Yoshida et al. 2001). Aus diesem Grunde erscheint es jedoch ratsam, regelmäßig Leberfunktionsparameter zu bestimmen, auch um eine bessere Einschätzung der Funktion des hepatischen Metabolismus zu ermöglichen, welche unter Umständen die Wirksamkeit von Medikamenten, die nicht in direktem Zusammenhang mit der MS von Patienten eingenommen werden, beeinflussen kann.

■ Störungen des hämatopoetischen Systems

Vereinzelt ist auch das **hämatopoetische System** betroffen, was sich in einer vorübergehenden Thrombo- und Leukopenie äußern kann.

■ Anfängliche Verschlechterung klinischer Symptome

Wie bereits zuvor erwähnt, ist es vor allem bei Patienten mit SPMS und deutlicher Behinderung ratsam, eine evtl. indizierte IFN-β-Therapie langsam einschleichend zu beginnen, da es gerade in dieser Gruppe, aus bisher unbekannten Gründen, anfänglich zu einer **Verschlechterung der klinischen Symptomatik** kommen kann. Diese Verschlechterungen sind denen ähnlich, die bei einigen MS-Patienten bei höheren Temperaturen (Wetter, Fieber), Stress oder im Rahmen infektiöser Erkrankungen beobachtet werden. Das Auftreten klinischer Verschlechterungen koinzidiert mit den oftmals am Anfang einer Behandlung mit IFN-β beobachteten grippeähnlichen Nebenwirkungen (European Study Group on Interferon beta-1b in secondary progressive MS 1998).

■ Depressionen

Während IFN-β bisher nicht mit der Neuentstehung klinischer **Depressionen** in Verbindung gebracht wurde, gibt es Hinweise dafür, dass sich eine depressive Symptomatik unter IFN-β bis hin zur Suizidalität verschlechtern kann (Jacobs et al. 2000). Aus diesem Grunde soll sowohl bei der Indikationsstellung als auch während der Therapie auf depressive Zeichen geachtet und bei deren Auftreten entsprechend interveniert werden.

■ Epileptogenität

Bisher gibt es keine Nachweise einer direkten Epileptogenität von IFN-β. Dennoch ist IFN-β, laut Information der Hersteller, bei Epilepsiekranken, deren Anfälle nicht adäquat therapiert werden können oder die in ihrer Krankengeschichte Krisen aufweisen, die nicht adäquat therapiert werden konnten, kontraindiziert. Sollte es unter der Therapie mit IFN-β erstmals zu einem epileptischen Anfall kommen, sind die in einem solchen Fall üblichen diagnostischen Maßnahmen indiziert.

■ Kontrazeption

Präklinische Studien an Primaten konnten einen dosisabhängigen abortiven Effekt von IFN-β zeigen. Ein teratogener Effekt konnte bisher nicht nachgewiesen werden, und durch Beobachtungen von Kindern, die präpartal IFN-β ausgesetzt waren, konnte kein Einfluss auf die Entwicklung festgestellt werden. Dennoch wird empfohlen, während der Therapie mit IFN-β bei Frauen im gebärfähigen Alter auf eine wirksame Kontrazeption zu achten, auch wenn eine IFN-β-Therapie keine Indikation für die Interruptio einer normalen Schwangerschaft darstellt (Walther E.U. und Hohlfeld R. 1999).

5.4. Neutralisierende Antikörper

Immunantworten in Antikörperform gegen Medikamente auf Proteinbasis sind keine Seltenheit. So wurden in vielen Studien mit IFN-β zur Behandlung der MS bei einem variierenden Prozentsatz der Studienpatienten Antikörpertiter gegen IFN-β festgestellt. Allerdings ist hier Vorsicht geboten, da verschiedene Methoden der Titer-Bestimmung bei den unterschiedlichen Präparaten zur Anwendung kommen und somit einen direkten Vergleich dieser Messungen erschweren. Weiterhin existieren bisher keine zuverlässigen Daten in Hinsicht auf die Epitop-Spezifität der nachgewiesenen Antikörper. In diesem Fall ist es sogar vorstellbar, dass z.B. ein positiver *in vitro*-Antikörper-Titer gegen ein bestimmtes Präparat bei einem Patienten in Hinblick auf eine neutralisierende Wirkung *in vivo* irrelevant ist, während bei einem anderen Patienten das Gegenteil der Fall ist. Der Begriff "neutralisierende Antikörper" (NAk) könnte somit zu häufig verwendet werden, da neben den Fällen, in welchen die Unwirksamkeit der Therapie mit IFN-β auf der Gegenwart von NAk beruht, IFN-β zum Teil auch in Gegenwart von NAk seine Wirksamkeit behält. Außerdem gibt es regelmäßig IFN-β-"Therapieversager" ohne detektierbare NAk-Titer. Von einem "NAk" hingegen würde man erwarten, dass dieser die Wirkung von IFN-β neutralisiert, was offensichtlich nicht immer der Fall ist. Somit ergibt sich die Frage, inwieweit NAk ursächlich für eventuelle Effektivitätsunterschiede zwischen den IFN-β-Präparaten sein können. So fanden sich in der EVIDENCE-Studie nach Ablauf des Behandlungszeitraums von 48 Wochen NAk bei 25 % der Patienten der Rebif®-Gruppe im Vergleich zu 2 % in der Avonex®-Gruppe (p < 0,001) (http://www.fda.gov/cber/review/ifnbser030702r3.pdf). In dieser Studie besteht also eher eine negative Korrelation zwischen den klinischen und paraklinischen Unterschieden beider Behandlungsgruppen und der Gegenwart von NAk, was eine eindeutige Aussage bezüglich der Bedeutung von NAk erschwert.

Immunologisch ist es sicherlich von großem Interesse, die Vorgänge der Initiierung humoraler Immunantworten gegen IFN-β besser zu verstehen. Alleine die Verschiedenheit der Gewebe, welche initial mit dem applizierten IFN-β konfrontiert werden (Muskel vs. Haut), könnte einen Teil der Erklärung darstellen.

Interessant ist auch die teilweise beobachtete Diskrepanz des Auftretens von NAk in Abhängigkeit von der eingesetzten IFN-β-Dosierung. So konnte unter der s.c. applizierten Therapie mit IFN-β1a (Rebif®) nach 2 Jahren bei 25 % der Patienten, die 22 μg erhalten hatten, jedoch nur bei 15 % der Patienten, die 44 μg erhalten hatten, die Bildung von NAk nachgewiesen werden. Diese negative Korrelation zwischen Dosis und Inzidenz von NAk kann möglicherweise durch eine Toleranzbildung in der Hochdosisgruppe erklärt werden. Eine Studie, die zwei Dosierungen von i.m. IFN-β1a (Avonex®) miteinander verglich, führte zu gegenteiligen Ergebnissen mit 2,3 % in der 30 μg-Gruppe und 5,8 % in der 60 μg-Gruppe (☞ Kap. 2.2.2. und (Clanet et al. 2002).

Insgesamt kommt es unter der Therapie mit IFN-β1b (Betaseron®) häufiger zur Bildung von NAk als unter IFN-β1a, was unter anderem dadurch erklärt werden kann, dass in *E. coli* produziertes IFN-β1b - aufgrund der fehlenden post-transkriptionellen Glykosylierung - immunogener ist als das in Säugetierzellen produzierte IFN-β1a. So kam es bei der unter Kap. 5.2.2.1. erwähnten Studie bei 45-47 % der Behandelten in zwei Dosisgruppen zur Bildung von NAk (Paty und Li. 1993), ohne dass hier allerdings eine evtl. "tolerogene" Dosiswirkung vorgelegen hätte. Dennoch konnte ein größerer Effekt der höheren Dosierung auf den Krankheitsverlauf der MS gezeigt werden. Somit ist anzunehmen, dass hier die Wirksamkeit zwar mit der Dosis korrelierte, NAk jedoch einen allenfalls geringen Einfluss ausübten.

Eine erst kürzlich erschienene Studie untersuchte den Zusammenhang zwischen NAk und Krankheitsprogredienz, Schubfrequenz und MRT-Befunden der MS (Polman et al. 2003). 718 Seren von Patienten mit SPMS der europäischen IFN-β1b-Studie wurden unter diesen Gesichtspunkten analysiert. In dieser Studie konnte ein möglicher Zusammenhang zwischen NAk-Titer und Schubfrequenz, jedoch kein eindeutiger Effekt von NAk auf den Krankheitsverlauf unter IFN-β1b festgestellt werden.

Insgesamt ist es also wichtig, sich bei der Beurteilung der Bedeutung von NAk beim einzelnen Patienten nach klinischen Gesichtspunkten zu richten. Bei so genannten "sekundären Therapieversagern", also Patienten, die initial gut auf die IFN-β-Therapie ansprachen, später aber wieder Schübe bekamen, wird daher empfohlen, zunächst NAk zu bestimmen und zur zusätzlichen Beurteilung der Krankheitsaktivität ein MRT mit KM anzufertigen. Bei positiven Befunden in beiden Untersuchungen ist der Wechsel auf eine andere Wirkstoffgruppe sinnvoll. Von manchen Autoren wird alternativ die Dosiserhöhung ("Toleranzinduktion") oder der Wechsel auf ein weniger immunogenes Präparat diskutiert (Übersicht bei Giovanni 2003).

5.5. Dosis-Abhängigkeit der Wirksamkeit

Wie bereits zuvor jeweils im Zusammenhang mit den einzelnen Studien beschrieben, kann bei der Therapie der MS mit IFN-β ein Dosiseffekt bzgl. einzelner in diesen Studien untersuchter Parameter festgestellt werden.

Auch die Bildung von NAk ist teilweise dosisabhängig. Letztendlich sind jedoch, je nach Präparat, neben der Dosis auch die Applikationsart (i.m. versus s.c.) und Applikationsfrequenz für Wirkunterschiede verantwortlich.

5.6. Literatur

The IFNB Multiple Sclerosis Study Group. 1993. "Interferon beta-1b is effective in relapsing-remitting multiple sclerosis. I. Clinical results of a multicenter, randomized, double-blind, placebo-controlled trial." Neurology 43(4): 655-61.

The IFNB Multiple Sclerosis Study Group and The University of British Columbia MS/MRI Analysis Group. 1995. "Interferon beta-1b in the treatment of multiple sclerosis: final outcome of the randomized controlled trial." Neurology 45(7): 1277-85.

European Study Group on interferon beta-1b in secondary progressive MS. 1998. "Placebo-controlled multicentre randomised trial of interferon beta-1b in treatment of secondary progressive multiple sclerosis." Lancet 352(9139): 1491-7.

PRISMS (Prevention of Relapses and Disability by Interferon beta-1a Subcutaneously in Multiple Sclerosis) Study Group. 1998b. "Randomised double-blind placebo-controlled study of interferon beta-1a in relapsing/remitting multiple sclerosis." Lancet 352(9139): 1498-504.

The Once Weekly Interferon for MS Study Group. 1999. "Evidence of interferon beta-1a dose response in relapsing-remitting MS: the OWIMS Study." Neurology 53(4): 679-86.

PRISMS Study Group and The University of Britisch Columbia MS/MRI Analysis Group. 2001. "PRISMS-4: Long-term efficacy of interferon-beta-1a in relapsing MS." Neurology 56(12): 1628-36.

Multiple Sklerose-Therapie-Konsensus-Gruppe (MSTKG). 2001. "Immunomodulatorsche Stufentherapie der Multiplen Sklerose". Nervenarzt 72(2): 150-7.

Secondary Progressive Efficacy Clinical Trial of Recombinant interferon-beta-1a in MS (SPECTRIMS) Study Group. 2001. "Randomized controlled trial of interferon-beta-1a in secondary progressive MS: Clinical results." Neurology 56(11): 1496-504.

Clanet, M., E. W. Radue, et al. 2002. "A randomized, double-blind, dose-comparison study of weekly interferon beta-1a in relapsing MS." Neurology 59(10): 1507-17.

Comi, G., M. Filippi, et al. 2001. "Effect of early interferon treatment on conversion to definite multiple sclerosis: a randomised study." Lancet 357(9268): 1576-82.

Durelli, L., E. Verdun, et al. 2002. "Every-other-day interferon beta-1b versus once-weekly interferon beta-1a for multiple sclerosis: results of a 2-year prospective randomised multicentre study (INCOMIN)." Lancet 359(9316): 1453-60.

Giovannoni, G. 2003. "Strategies to treat and prevent the development of neutralizing anti-interferon-β antibodies." Neurology 61(Suppl 5): S13-S17.

Goodkin, D. E. and the North American Study Group in Interferon beta-1b in Secondary Progressive MS. 2000. "Interferon beta-1b in secondary progressive MS: clinical and MRI results of a 3-year randomized controlled trial." Neurology 54: 2352.

Jacobs, L. D., R. W. Beck, et al. 2000. "Intramuscular interferon beta-1a therapy initiated during a first demyelinating event in multiple sclerosis. CHAMPS Study Group." N Engl J Med 343(13): 898-904.

Jacobs, L. D., D. L. Cookfair, et al. 1996. "Intramuscular interferon beta-1a for disease progression in relapsing multiple sclerosis. The Multiple Sclerosis Collaborative Research Group (MSCRG)." Ann Neurol 39(3): 285-94.

Kreisler, A., J. de Seze, et al. 2003. "Multiple sclerosis, interferon beta and clinical thyroid dysfunction." Acta Neurol Scand 107(2): 154-7.

Li, D. K., G. J. Zhao, et al. 2001. "Randomized controlled trial of interferon-beta-1a in secondary progressive MS: MRI results." Neurology 56(11): 1505-13.

McDonald, W. I., A. Compston, et al. 2001. "Recommended diagnostic criteria for multiple sclerosis: guidelines from the International Panel on the diagnosis of multiple sclerosis." Ann Neurol 50(1): 121-7.

Monzani, F., G. Meucci, et al. 2002. "Discordant effect of IFN-beta1a therapy on anti-IFN antibodies and thyroid disease development in patients with multiple sclerosis." J Interferon Cytokine Res 22(7): 773-81.

Panitch, H., D. S. Goodin, et al. 2002. "Randomized, comparative study of interferon beta-1a treatment regimens in MS: The EVIDENCE Trial." Neurology 59(10): 1496-506.

Paty, D. W. and D. K. Li. 1993. "Interferon beta-1b is effective in relapsing-remitting multiple sclerosis. II. MRI analysis results of a multicenter, randomized, double-blind, placebo-controlled trial. UBC MS/MRI Study Group and the IFNB Multiple Sclerosis Study Group." Neurology 43(4): 662-7.

Polman, C., L. Kappos, et al. 2003. "Neutralizing antibodies during treatment of secondary progressive MS with interferon beta-1b." Neurology 60(1): 37-43.

Poser, C. M., D. W. Paty, et al. 1983. "New diagnostic criteria for multiple sclerosis: guidelines for research protocols." Ann Neurol 13(3): 227-31.

Rieckmann, P., K.V. Toyka; Multiple Sklerose-Therapie-Konsensus-Gruppe (MSTKG). 2002. "Immunomodulatorische Stufentherapie der Multiplen Sklerose. Neue Aspekte und praktische Umsetzung, März 2002." Nervenarzt 73(6): 556-63.

Rudick, R. A., D. E. Goodkin, et al. 1997. "Impact of interferon beta-1a on neurologic disability in relapsing multiple sclerosis. The Multiple Sclerosis Collaborative Research Group (MSCRG)." Neurology 49(2): 358-63.

Walther, E. U., and Hohlfeld, R. 1999. "Multiple sclerosis: side effects of interferon beta therapy and their management." Neurology 53(8): 1622-7

Weinshenker, B. G., G. P. Rice, et al. 1991. "The natural history of multiple sclerosis: a geographically based study. 3. Multivariate analysis of predictive factors and models of outcome." Brain 114 (Pt 2): 1045-56.

Yoshida, E. M., S. L. Rasmussen, et al. 2001. "Fulminant liver failure during interferon beta treatment of multiple sclerosis." Neurology 56(10): 1416.

Therapie mit anderen Zytokinen oder Zytokin-Antagonisten

6. Therapie mit anderen Zytokinen oder Zytokin-Antagonisten

Die Zahl der Therapiestudien in der MS hat in den letzten Jahren einen dramatischen Aufschwung erlebt (Abb. 6.1). Dazu muss man jedoch festhalten, dass es leider eine Vielzahl abgebrochener und nicht wirksamer Therapieversuche gab, trotz positiver Daten aus den verfügbaren Tiermodellen. Dies lag einerseits an unerwarteter Toxizität der verwendeten Medikamente (z.B. Roquinimex), an simpler Unwirksamkeit (z.B. orale Toleranzentwicklung mit MBP) oder sogar unerwarteten paradoxen Reaktionen, wie es sich z.B. für die Versuche der TNF-Antagonisierung zeigte. Trotz aller Fortschritte bei der Immuntherapie der Multiplen Sklerose sind daher die verfügbaren Therapieoptionen heutzutage immer noch bei Weitem nicht ausreichend, viele neue Therapieansätze werden in den kommenden Jahren entwickelt und in Studien erprobt werden.

- Azathioprin
- Knochenmarks- und Stammzelltransplantation
- Cladribin
- Kortikosteroide
- Cyclophosphamid
- Cyclosporin-A
- 15-Deoxyspergualin
- i.v. Immunglobulin
- Bestrahlung
- Linomid
- Metalloproteinase-Inhibitoren
- Methotrexat
- Mitoxantron
- Mycophenolat Mofetil
- Pentoxyfillin
- Phosphodiesterase-IV-Inhibitoren
- Plasmaaustausch
- Psoralen-UV-Bestrahlung
- Sirolimus (Rapamycin)
- Sulphasalazin
- Tacrolimus (FK 506)

Tab. 6.1: Konventionelle immunmodulatorische und immunsupprimierende Therapieverfahren. Für die meisten Verfahren gibt es noch unzureichende Daten, um sie derzeit für den klinischen Einsatz zu empfehlen.

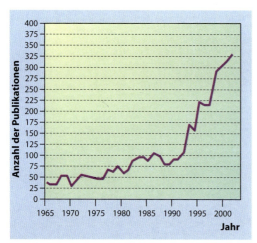

Abb. 6.1: Anzahl der jährlich erscheinenden Publikationen zur Therapie der Multiplen Sklerose (Daten aus *Medline*) [nach Hohlfeld et al., 2002].

Prinzipiell lassen sich neben den eher "konventionellen" Immunsuppressiva und Immunmodulatoren (Tab. 6.1) weitere prinzipielle Ansatzpunkte zukünftiger Immuntherapien in nachfolgend aufgeführte Klassen einordnen (Tab. 6.2):

Immunsuppressiva
• anti-CD3
• anti-CD4
• anti-CD52 (CAMPATH-1H)
• anti-IL2R
Zytokine und Zytokin-Inhibitoren
• Interferone
– IFN-β 1a und 1b
– IFN-α
– Andere IFN
• TNF-Inhibitoren
– TNF-Rezeptor-IgG lösliches Dimer p-55 (Lenercept)
– Anti-TNF cA2
– Metalloproteinase-Inhibitoren
• Th2-Zytokine
– IL-1-Inhibitoren
– IL-4
– IL-10
– IL-13
– TGF-β2
• Chemokine
– MCP-1-Rezeptor-Antagonist
– CXCR3-Rezeptor-Antagonist
– CCR1-Rezeptor-Antagonist
– CCR5-Rezeptor-Antagonist
Direkter Zell-Zell-Kontakt
• Adhäsionsmoleküle
– Anti-CD11/CD18
– Peptid-Inhibitoren von Integrinen
– Anti-VLA4 und anti-α4-Integrine
– Anti-ICAM-1 (CD54)
• Kostimulatorische Moleküle
– Anti-CD2
– Anti-LFA-3 (CD58)
– Anti-CD154
– CTLA-4 Ig
– Anti-CD45

Inhibitoren des Trimolekularen Komplexes
• Copolymer-1
• MHC-Blockade
• "altered peptide ligands"
• orale Toleranz
• Modifikation der Ag-Präsentation
• Immunisierung mit T-Zellen oder TCR
• Anti-TCR
Agenzien, die auf Immun- und Nervensystem wirken, z.B. neurotrophe Faktoren

Tab. 6.2: Biotechnologische Agenzien und experimentelle Verfahren zur immunmodulatorischen Therapie der Multiplen Sklerose [nach Hohlfeld, 1997].

• Immuntherapien, die sich gegen den "trimolekularen Komplex" der antigenspezifischen T-Zell-Reaktivität richten (Abb. 6.2). Hierzu gehören Inhibitoren des MHC-Komplexes, veränderte Peptid-Liganden ("altered peptide ligands - APL"), orale Antigen-spezifische Toleranz, Modifikation der Antigen-Präsentation sowie Impfung mit T-Zellen oder Peptiden von T-Zell-Rezeptoren (TCR).

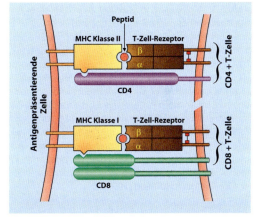

Abb. 6.2: Antigenerkennung durch CD4+ T-Zellen (oben) und CD8+ T-Zellen (unten). Der T-Zellrezeptor der CD4+ Zellen erkennt ein antigenes Peptid, das an ein MCH-Klasse II-Molekül (z.B. HLA-DR, -DP oder -DQ) an der Oberfläche einer Antigen-präsentierenden Zelle bindet. Der T-Zell-Rezeptor der CD8+ Zellen erkennt ein an ein MHC-Klasse I-Molekül (z.B. HLA-A, -B oder -C) gebundenes antigenes Peptid, und CD8 fungiert als Ko-Rezeptor [nach Hohlfeld, 1997].

- Immuntherapien, die sich gegen Zell-Adhäsion, Ko-Stimulation oder Differenzierungs-Antigene der Leukozyten richten (Abb. 6.3). Derzeit besonders erfolgversprechend erscheint aus dieser Gruppe von Therapiemöglichkeiten z.B. die Blockade von β-Integrinen an der Epithelzelle mit Hilfe von Natalizumab (Antegren®, Abb. 6.4). Hierzu liegt bereits eine positive Phase II-Studie an MS-Patienten vor, Phase III-Studien laufen derzeit.

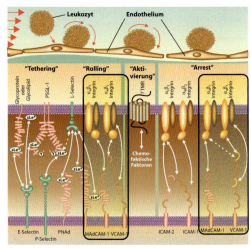

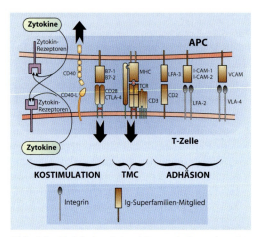

Abb. 6.3: Molekulare Interaktion zwischen einer Antigen-präsentierenden Zelle (oben) und einer CD4+ T-Zelle (unten). Die Antigen-Spezifität der Reaktion ist über den "trimolekularen" Komplex (TMC) der Interaktion zwischen dem klonotypischen T-Zell-Rezeptor (TCR), dem antigenen Peptid und dem MHC-Klasse II-Molekül gewährleistet. Die Signaltransduktion erfolgt über die invarianten Anteile des CD3-Komplexes. Für die Aktivierung der T-Zelle sind weitere ko-stimulatorische Signale erforderlich, über z.B. CD40/CD40-L oder Zytokine und ihre Rezeptoren. Verschiedene Adhäsionsmoleküle, meist aus der Integrin- oder Immunglobulin-Familie, verstärken die Bindung zwischen den Zellen [nach Hohlfeld, 1997].

Abb. 6.4: Leukozyten lagern sich zunächst der Gefäßwand an, rollen am Endothel entlang, werden aktiviert und haften schließlich fest an, um die Blut-Hirn-Schranke zu durchwandern. Diese verschiedenen Phasen werden durch unterschiedliche Adhäsionsmoleküle vermittelt, welche der Gruppe der Selektine und Integrine angehören. Antegren® blockiert die Funktion der β-Integrine.

- Immuntherapien mit neuen antiinflammatorischen Medikamenten. Dabei kommen verschiedene Wirkmechanismen zum Einsatz, z.B. Hemmung der Cyclooxygenase 2, Leukotrien-Inhibitoren, Inhibitoren der induzierbaren NO-Synthetase, Komplement-Inhibitoren, sowie Inhibitoren von Matrix-Metalloproteinasen.

- Immuntherapie mit Zytokinen und Anti-Zytokinen. Diese Gruppe einer möglichen zukünftigen Immuntherapie (von denen aktuell keine der klinischen Routine zur Verfügung steht) soll in diesem Kapitel genauer besprochen werden, wobei aufgrund der Komplexität weder Anspruch auf Vollständigkeit noch aufgrund des rasanten Fortschritts Anspruch auf höchste Aktualität erhoben werden kann.

Wie in Kap. 1. beschrieben, sind Zytokine lösliche Peptide, welche die Kommunikation zwischen Zellen ermöglichen. Dabei handelt es sich um ein äußerst komplexes Netzwerk, welches bis heute nicht eigentlich verstanden ist. Verschiedene Zytokin-Familien sind die Hämatopoetine, die Interferone, die Mitglieder der Immunglobulin-Superfamilie sowie die Chemokine. Zytokine werden nicht nur von Zellen des Immunsystems produziert, sondern von vielen Zellarten im Körper. Vie-

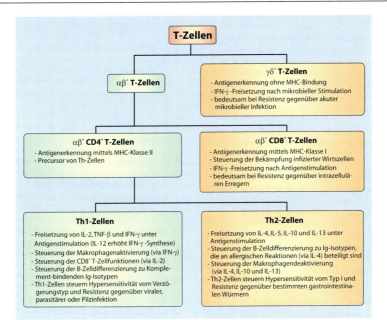

Abb. 6.5: Übersicht über verschiedene Arten von T-Zellen. Die T-Zellen mit einem $\alpha\beta$-TCR machen mehr als 95 % aller T-Zellen aus. Sie können weiter in CD4+ und CD8+ Zellen unterteilt werden. Aufgrund ihrer Funktion lassen sich bei den CD4+ Zellen die Th1- und Th2-Zellen unterscheiden [nach Hohlfeld, 1997].

le Zytokine sind in ihrer Wirkung redundant. Ein einzelnes Zytokin hat in der Regel vielfältige, pleotrope Wirkungen, die sich auch teilweise widersprechen können. Die Wirkung der Zytokine wird über Rezeptoren an den Empfänger-Zellen vermittelt, wobei auch lösliche Formen dieser Rezeptoren vorkommen, welche wiederum die Wirkung eines Zytokins antagonisieren können.

Dies alles macht deutlich, dass die Modifikation eines Bestandteils dieses komplexen Systems vor dem Einsatz am Menschen zwar im Tiermodell überprüft werden muss, dass jedoch beim Einsatz in Therapiestudien der MS Überraschungen nicht auszuschließen sind und tatsächlich - wie z.B. bei TNF-Antagonisten (s.u.) - auch vorkommen.

6.1. Immundeviation

Wie in Kap. 2. ausführlich beschrieben, wird heute angenommen, dass zur Pathogenese der MS ein proinflammatorisches, aggressives Zytokin-Milieu beiträgt. Derzeit wird angenommen, dass von allen T-Zellen vor allem die CD4-positiven Helfer-T-Zellen wesentlich an der Steuerung einer Immunreaktion, auch auf humoraler, Antikörper-vermittelter Ebene beteiligt sind (Abb. 6.5).

Diese CD4-positiven T-Zellen können sich nach der derzeitigen Sicht in zwei wesentliche Zelltypen entwickeln, welche sich in ihrer Zytokin-Produktion wesentlich unterscheiden und als Th1 und Th2 bezeichnet werden (Abb. 6.6).

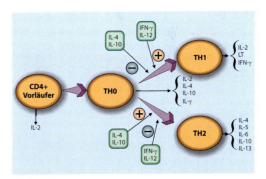

Abb. 6.6: Differenzierung von Th1- und Th2-Zellen. CD4+ Vorläuferzellen reifen zunächst zu Th0-Zellen und differenzieren dann unter der Einwirkung verschiedener Zytokine zu Th1 oder Th2. Die Realität stellt sich noch sehr viel komplexer als hier gezeigt dar [nach Hohlfeld, 1997].

Die Th1-Zellen sezernieren bei Antigen-Kontakt u.a. IL-2, TNF-β und IFN-γ, aktivieren Makrophagen sowie zytotoxische T-Zellen und vermitteln eine B-Zell-Differenzierung hin zu Immunglobulin-Subklassen, welche Komplement fixieren. Die Th1-Zellen stellen wahrscheinlich in der Pathogenese der MS die wesentlichen proinflammatorischen Zellen dar und vermitteln den Gewebeuntergang. Im Gegensatz dazu spielen die Th2-Zellen wohl eher eine positive Rolle. Sie sezernieren u.a. IL-4, IL-5, IL-10 und IL-13, inhibieren Makrophagen und vermitteln eine B-Zell-Differenzierung hin zu allergischen Reaktionen (☞ Abb. 6.5). Die positive Wirkung von IFN-β beruht wahrscheinlich u.a. in einem *shift* der zellulären Immunreaktion von Th1 nach Th2, was auch als Immunmodulation oder -deviation bezeichnet wird (☞ Kap. 4.).

Um nun eine therapeutische Immundeviation zu erreichen, gibt es neben IFN-β weitere, zunächst theoretische Möglichkeiten, von denen derzeit viele im Tiermodell und manche bereits in klinischen Studien getestet werden (Tab. 6.3). Dabei besteht die Möglichkeit, die Immundeviation möglichst nur auf Ebene der Antigen-spezifischen T-Zellen zu versuchen, oder Antigen-unabhängig eine generelle Immundeviation zu erreichen. Viele der weiter unten angesprochenen, auf Zytokinen basierenden Therapieoptionen fallen in die zweite Gruppe. So führt z.B. im Tiermodell EAE (MBP-SJL-Mäuse) die Gabe von IL-4 zu einer deutlichen Besserung der klinischen Symptome, ohne jedoch die Zahl der zellulären Infiltrate zu verringern. Dies deutet darauf hin, dass die T-Zellen zwar ins ZNS einwandern, dort jedoch nicht mehr so viel Schaden anrichten können.

A: Allgemeine Immundeviation
• Gabe von IL-4, Il-10 oder beidem
• Antagonisieren von IFN-γ oder IL-12 (z.B. durch neutralisierende Ak gegen die Zytokine oder ihre Rezeptoren, lösliche Rezeptoren)
• Stimulation der cAMP-Produktion oder Inhibition von Phosphodiesterase (z.B. Pentoxifyllin)
• Andere Th2 fördernde Substanzen
B: Antigen-spezifische Immundeviation
• Immunisierung mit Auto-Ag mit Stimulation von B7-2
• Immunisierung mit Auto-Ag unter IL4
• Immunisierung mit Auto-Ag, gleichzeitig Blockade von CD40/CD40-L
• Immunisierung mit löslichem Auto-Ag in hoher Dosierung
• Immunisierung mit Peptid-Analoga ("altered peptide ligands")
• Antigenpräsentation durch B-Zellen
• Antigenpräsentation über gastrointestinale oder respiratorische Mukosa ("orale Toleranz")
• Gabe von autologen, aktivierten und autoreaktiven Th2-Zellen

Tab. 6.3: Möglichkeiten, eine Th1-gewichtete Immunreaktion zu modulieren.

Ein Problem der Immundeviation ist die Frage, wie lange nach Beendigung der Therapie dieser Zytokin-*shift* andauert. Es gibt Hinweise darauf, dass ein Th1-Milieu sich über die Zeit stabiler verhält als die Immundeviation nach Th2. Außerdem ist das Th1/Th2-Konzept und unser Verständnis der Pathogenese der MS sicher eine unzureichende Vereinfachung der Situation im Menschen, so dass auch hier in Zukunft sicher überraschende und diesem Konzept widersprechende Befunde erhoben werden.

6.1.1. Interferone

Wie in Kap. 4. beschrieben, wird derzeit Interferon (IFN)-β mit Erfolg bei der Immuntherapie der MS eingesetzt. Das neben IFN-β zweite Typ I-Interferon ist IFN-α. Es wird wie IFN-β nach Stimulation von fast allen Zellen im Körper produziert, stimuliert die Expression von MHC-Klasse I und unterdrückt die der MHC-Klasse II. Ebenso wie IFN-β, aber bei weitem nicht so gut untersucht, scheint auch IFN-α die Schubhäufigkeit und MR-Aktivität reduzieren zu können. Dazu passend zeigt IFN-α auch im Tiermodell einen positiven Effekt. Da es dem IFN-β aber nicht überlegen zu sein scheint, wird es dieses wahrscheinlich nicht ersetzen.

Im Gegensatz zu IFN-α verschlechterte die Gabe des Typ II-Interferon IFN-γ in einer Pilotstudie den klinischen Verlauf der MS dramatisch, so dass sich natürlich jeder weitere Einsatz verbietet. Im Gegensatz zu den Typ I-Interferonen steigert IFN-γ die Expression von MHC-Klasse II-Molekülen und verstärkt so wahrscheinlich die Funktion der Antigen-präsentierenden Zellen, was die klinische Verschlechterung erklären mag.

6.1.2. Tumor-Nekrose-Faktor

Wie in Kap. 2. und 3. beschrieben, wird Tumor-Nekrose-Faktor-α (TNF-α) als ein wesentliches proinflammatorisches Zytokin in der Pathogenese der MS und der EAE angesehen (Abb. 6.7). Er wird durch Makrophagen und T-Zellen produziert und übt verschiedene Effekte auf verschiedene Zellen und Gewebe aus. Zusammen mit IFN-γ regt er die Produktion von IL-1 und vielen weiteren Zytokinen an sowie von allen Metaboliten der Arachidonsäure. Außerdem verstärkt er die Expression von Adhäsionsmolekülen auf Endothelzellen, so dass er die lokale Ansammlung von Makrophagen, Neutrophilen und Lymphozyten verstärkt. TNF-α gehört einer Familie von TNF-Liganden an, von denen nur TNF-α und Lymphotoxin (LT)-α sezerniert werden; die restlichen bisher bekannten Mitglieder sind Transmembran-Proteine. Es gibt zwei Formen von TNF-Rezeptoren, welche aufgrund ihrer Molekulargröße als TNF-R55 und TNF-R75 bezeichnet werden und jeweils unterschiedliche Signale vermitteln können. Beide Rezeptoren liegen auch als lösliche Formen vor (sTNF-R55 und sTNF-R75), welche im Extrazellulärraum TNFα und LTα binden und dadurch neutralisieren können.

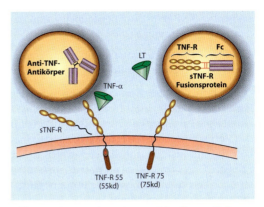

Abb. 6.7: Immuntherapien, welche Tumor-Nekrose-Faktor (TNF)-α und Lymphotoxin (LT)-α antagonisieren. Beide Zytokine binden an zwei Rezeptoren, TNF-R55 und TNF-R75. Lösliche Formen dieser Rezeptoren (sTNF-R) können freie Zytokine abfangen. Außerdem können monoklonale Antikörper diese Zytokine antagonisieren [nach Hohlfeld, 1997].

Aufgrund der vorliegenden Daten im Tiermodell und zur Pathogenese der MS ist es naheliegend, TNF-α-Antagonisten zum therapeutischen Einsatz zu entwickeln. Zu den pharmakologischen Inhibitoren gehören Thalidomid und Pentoxifyllin. Auch Rolipram, ein selektiver Inhibitor der Phosphodiesterase Typ IV, zeigt im Tiermodell erfolgversprechende Effekte. Auch wirkt Linomid, ein synthetischer Immunmodulator, teilweise durch Inhibition von TNF-α. Eine Reihe von Pyridinyl-Imidazol-Verbindungen inhibieren die Produktion von TNF-α (und IL-1) auf Ebene der Translation und stellen damit auch potenzielle Therapieoptionen dar.

Eine weitere Möglichkeit, TNF-α zu inhibieren, sind Inhibitoren der Matrix-Metalloproteinasen (MMP), z.B. die Substanz BB-3644. Diese MMP sind bei der Umwandlung des TNF-α-Vorläufers, einem 233 Aminosäure langen membranständigen Molekül, in das reife, lösliche, 157 Aminosäuren lange TNF-α beteiligt.

Biologische Inhibitoren von TNF-α schließen monoklonale Antikörper gegen TNF-α und lösliche TNF-R-Konstrukte ein (☞ Abb. 6.7):

- humanisierter monoklonaler Antikörper cA2 (Infliximab; Centocor)

- humanisierter anti-TNF-α IgG4 monoklonaler Antikörper CDP571 (CellTech)

- lösliches TNF-R75-Dimer gekoppelt an humanen Fc-Teil (Immunex)
- lösliches TNF-R55-Dimer gekoppelt an humanen Fc-Teil (Lenercept; Roche)

Die löslichen TNF-R-Dimere, gekoppelt an den humanen Fc-Teil eines Immunglobulin-Moleküls, haben im Gegensatz zum löslichenRezeptor den Vorteil einer längeren Halbwertszeit und einer höheren Affinität. Ein möglicher Nachteil ist die Fähigkeit, mit dem Fc-Teil an Antigen-präsentierende Zellen zu binden, was die Immunogenität des Moleküls erhöhen könnte.

Infliximab wurde an zwei Patienten mit schwerer sekundär-progredienter MS versucht. Die Entzündungsaktivität, gemessen an der MRT-Aktivität und Liquor-Pleozytose, war darunter jedoch deutlich erhöht. Erst nach 2-3 Wochen kehrte die Krankheitsaktivität zurück zur Ausgangsaktivität.

Zu Lenercept wurde eine Phase II-Studie an 168 Patienten mit schubförmiger MS durchgeführt, welche in vier Armen die Dosierungen 10, 50 und 100 mg oder Plazebo alle 4 Wochen bis zu 12 Monaten verglich. Ein MRT des Schädels wurde alle 4 Wochen durchgeführt. Dabei zeigte sich zwar kein Unterschied zwischen den Gruppen im MRT, jedoch war die Schubrate unter Lenercept signifikant erhöht (0,98 im Vergleich zu 1,64 Schübe). Dabei traten die Schübe rascher im Verlauf auf, dauerten länger und zeigten schwerwiegendere neurologische Ausfälle. Fast alle Patienten entwickelten Antikörper gegen Lenercept, was zu einer rascheren Elimination führte. Diese Daten führten natürlich zum vorzeitigen Abbruch der Studie.

Die Erfahrungen mit TNF-Antagonisten waren sehr überraschend. Vor allem stehen sie im Gegensatz zu anderen autoimmunologischen Erkrankungen, wie Rheumatoider Arthitis, wo der Einsatz dieser Medikamente positive Effekte gezeigt hat. Außerdem stehen sie im Gegensatz zum Einsatz in den Tiermodellen der EAE (☞ Kap. 3.). Dabei wird jedoch meist die Therapie vor Induktion, und nicht danach getestet. Inzwischen liegen jedoch auch tierexperimentelle Daten vor, welche die Erfahrungen am Patienten widerspiegeln. TNF in Mäusen ist auch ein effektiver Immunsuppressor. In TNF defizienten Mäusen kommt es nämlich zu einer verstärkten EAE. Ob in Zukunft das Prinzip der Antagonisierung von TNF nach diesen negativen Erfahrungen überhaupt weiterverfolgt wird, ist sehr fraglich.

6.1.3. Transforming growth factor β

Transforming growth factor (TGF)-β ist in Plättchen enthalten und wird von vielen kernhaltigen Zellen einschließlich einiger Tumore produziert. Die Wirkung von TGF-β ist extrem heterogen und schließt neben der Wirkung auf Entzündungsprozesse auch den Einfluss auf Entwicklungsvorgänge, Gewebsreparatur und Tumorgenese ein. TGF-β kommt in drei Isoformen vor, welche in den meisten *in vitro*-Tests ähnliche Funktionen zeigen und alle nach Sekretion durch Proteasen-Spaltung aktiviert werden.

Im Modell der EAE zeigt TGF-β einen positiven Effekt. Dementsprechend verschlechtern neutralisierende Antikörper gegen TGF-β die EAE. Jedoch wird der Einsatz von TGF-β Antagonisten bei Patienten wahrscheinlich auch die positiven Effekte bei der Infektionsabwehr beeinträchtigen. Außerdem ist TGF-β nephrotoxisch.

Ein erster klinischer Einsatz von TGF-β2 (β-Kine) verlief negativ. Es zeigte sich kein Effekt bei 11 Patienten mit sekundär-progredienter MS im Einsatz (3x pro Woche i.v. über 4 Wochen). Fraglich ist die Bioverfügbarkeit des Medikaments im ZNS nach i.v. Gabe. Jedoch ist die Nephrotoxizität der limitierende Faktor des Einsatzes von TGF-β.

6.1.4. Interleukin-10

Interleukin (IL)-10 wird von Th2-Zellen, Makrophagen und anderen Immunzellen sezerniert. Es hat multiple Effekte auf viele Zelltypen. So unterdrückt es die Produktion proinflammatorischer Zytokine durch Makrophagen und T-Zellen, es inhibiert die Expression von B7 und anderen kostimulatorischen und Adhäsionsmolekülen und unterdrückt die T-Zell-Proliferation. Außerdem kann es in humanen CD4+ T-Zellen eine länger andauernde Antigen-spezifische Anergie induzieren. Entsprechend seiner Wirkung als zentraler Regulator der Th1/Th2-Balance stimuliert IL-10 B-Zellen und fördert Th2-Zytokine.

IL-10 kann in der Lewis Ratte eine EAE verhindern. In SJL-Mäusen können EAE-Schübe durch IL-10 verhindert werden, jedoch führte es in einem MBP-EAE Modell in Mäusen auch zu einer Ver-

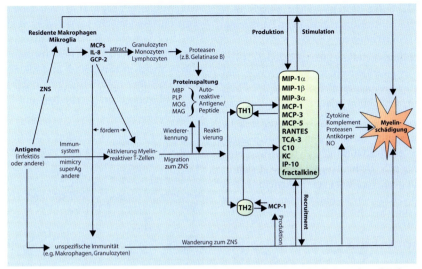

Abb. 6.8: Schema zur möglichen Rolle von Chemokinen in der Pathogenese der MS [mod. nach Schwarz, 2002].

schlechterung. Bei MS Patienten finden sich niedrigere IL-10 Spiegel im Vergleich zu Gesunden.

Eine erste Phase I-Studie zeigte die typischen Zytokin-Nebenwirkungen wie Kopfschmerzen, Fieber, Myalgien, sowie eine transiente Neutropenie, Monozytose und Lymphopenie. Die Produktion von TNF-α und IL-1β wurde dabei inhibiert. Eine klinische Studie bei schubförmiger und sekundär progredienter MS wurde aufgrund fehlenden Effekts und sogar Verschlechterung bei einzelnen Patienten abgebrochen. Die Daten sind bisher nicht publiziert.

6.1.5. Interleukin-4 und -13

Diese beiden Zytokine sind eng miteinander verwandt. Sie inhibieren beide die Produktion proinflammatorischer Zytokine und Chemokine durch Monozyten und verstärken die B-Zell-Proliferation und -Aktivierung. Wie IL-10 werden auch IL-4 und IL-13 durch Th2-Zellen produziert.

In SJL-Mäusen führte eine Gabe von IL-4 zusammen mit enzephalitogenen MBP-spezifischen T-Zellen zu einer deutlich klinisch unterdrückten EAE, obwohl es keine Änderungen in der Anzahl und Verteilung der infiltrierenden Zellen gab. IL-4 induziert hier möglicherweise eine Population MBP-spezifischer T-Zellen mit protektivem Th2-Phänotyp.

Eine transgene Überexpression von IL-4 zeigte jedoch keinen Effekt auf die EAE. Unterschiedliche Ergebnisse zeigten sich in Tieren mit IL-4 Defizienz.

Bei MS zeigt sich eine positive Korrelation zwischen dem IL-4 B1-Allel und dem Alter bei Beginn der Erkrankung. In einer *in vitro*-Studie zeigte sich BAY-36-1677, ein bis auf zwei Aminosäuren mit humanem IL-4 identisches Molekül, als selektiver IL-4-Agonist, welcher auf T- und B-Zellen sowie Monozyten wirkte, jedoch keine Wirkung auf Endothelzellen und Fibroblasten zeigte. Eine klinische Studie wurde aufgrund fehlender Wirksamkeit abgebrochen. Außerdem bestätigte sich die *in vitro* gesehene Selektivität nicht. Die Daten dieser Studie sind auch bisher nicht publiziert.

6.1.6. Interleukin-1-Inhibitoren

Interleukin (IL)-1 ist ein wesentliches proinflammatorisches Zytokin, welches durch Monozyten und Makrophagen produziert wird. Beide Formen (IL-1α und IL-1β) haben ähnliche Funktionen. IL-1 wird durch ein IL-1-*converting enzyme* (ICE) aktiviert. Aufgrund seiner zentralen proinflammatorischen Wirkung wird IL-1 durch mehrere Mechanismen kontrolliert:

- der natürlich vorkommende IL-1-Rezeptorantagonist (IL-1-RA) kann kompetitiv an IL-1-Rezeptor binden, ohne eine Signaltransduktion auszulösen

- lösliche IL-1-Rezeptoren, welche durch Bindung an IL-1 seine Konzentration im Extrazellulärraum senken können
- der Membran-ständige Decoy-Rezeptor (Typ II), welcher zwar IL-1 binden kann, jedoch - im Gegensatz zum "richtigen" Typ I-Rezeptor - keine Signaltransduktion erlaubt

Rekombinant hergestellter IL-1-RA und lösliche IL-1-R-Konstrukte wären somit naheliegende Kandidaten einer zukünftigen Zytokin-basierten Therapie der MS. Dementsprechend zeigt sich in der EAE ein positiver Effekt von löslichem IL-1-R und IL-1-RA. Klinische Daten zum Einsatz bei der MS stehen noch aus.

6.2. Chemokine

Chemokine sind Zytokine, welche die Wanderung von Leukozyten in Richtung einer entzündlichen Reaktion hin steuern. Die Rezeptoren von Chemokinen sind einkettige Transmembran-Moleküle, welche an G-Proteine gekoppelt sind. Einige Rezeptoren können verschiedene Chemokine binden. Aufgrund der Struktur können sie in verschiedene Familien eingeteilt werden. CXC-Chemokine (z.B. IL-8, IP-10) enthalten zwei amino-terminale Cysteine, welche durch eine nicht-konservierte Aminosäure getrennt sind. Bei den CC-Chemokinen (z.B. RANTES, MIP, MCP) liegen diese Cysteine unmittelbar nebeneinander. Die C-Chemokin-Familie (z.B. Lymphotaktin) besitzt nur ein derartiges Cystein. Die meisten CXC-Chemokine wirken auf Neutrophile, die meisten CC-Chemokine auf Monozyten und T-Zellen. Bei der Pathogenese der MS können Chemokine an vielfältigen Stellen eine wesentliche Rolle spielen (Abb. 6.8).

Als Chemokin-Antagonisten können Substanzen verwendet werden, welche entweder die Produktion von Chemokinen verringern oder die Interaktion mit den entsprechenden Rezeptoren verhindern. Letzteres ist möglich geworden durch Klonierung der Chemokin-Rezeptoren, die ersten waren CXC-R-1 und CXC-R-2 im Jahre 1990. Alle bisher identifizierten Chemokin-Rezeptoren gehören einer Superfamilie von Proteinen an, welche eine 7fache Transmembranregion besitzen und deren Signal über das G-Protein vermittelt wird.

CXC-R-1 und CXC-R-2 sind die Rezeptoren für IL-8, welches ein potenter Chemoattraktor darstellt. Antikörper gegen IL-8 (von den Firmen Abgenix und Genentech) werden derzeit klinisch bei Psoriasis erprobt. Nanomolekulare CXC-R-2-Antagonisten wurden von der Firma GlaxoSmithKline entwickelt (SB225002 und SB265610, Abb. 6.9a+b). Bisher bestehen jedoch noch Probleme, diese Substanzen oral verfügbar und klinisch sicher herzustellen.

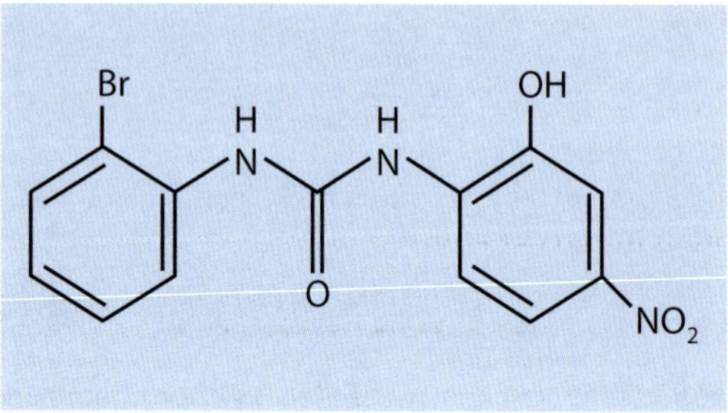

Abb. 6.9a-c: Chemische Struktur ausgewählter Chemokin-Rezeptor-Antagonisten.
(a) und **(b)** CXC-R2 Antagonisten, **(c)** CC-R1 Antagonist.

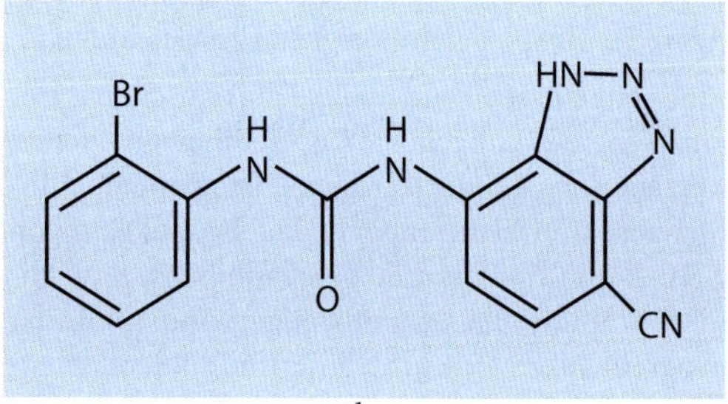

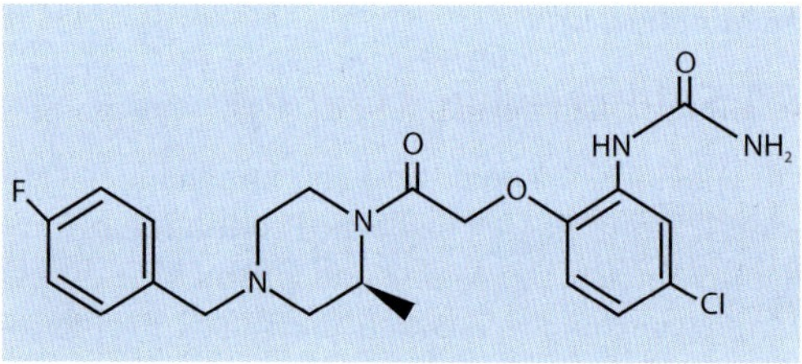

CC-R-1-Antagonisten sind möglicherweise bei der MS hilfreich. Gewebeschnitte von MS-Patienten zeigen, dass Monozyten, welche in das ZNS einwandern, aus einer Minorität von CCR1+/CCR5+ Monozyten aus der Peripherie rekrutiert werden. Daher könnten CC-R-1-Antagonisten eventuell bei der MS therapeutisch eingesetzt werden. Die

Substanz BX471 (Abb. 6.9c) von Schering zeigt eine positive Wirkung auf ein EAE-Modell und wird derzeit klinisch erprobt. Weitere CC-R-1- und CC-R-2-Antagonisten sind beschrieben; weitere klinisch relevante Daten fehlen jedoch noch.

CC-R-2-Antagonisten werden derzeit hauptsächlich zur Inhibition der Einwanderung von Monozyten in Atherome und bei der Rheumatoiden Arthritis diskutiert. CC-R-3-Antagonisten könnten bei allergischen Reaktionen einschließlich Asthma eine Rolle spielen. Erst kürzlich wurden CXC-R-4 und CC-R-5 als Ko-Rezeptoren für das HIV-1-Virus identifiziert. Verständlicherweise werden derzeit entsprechende Antagonisten als Therapieoption für HIV-1 erprobt.

6.3. Neurotrophe Faktoren

Ähnlich wie das komplexe Netzwerk von Zytokinen, welche die Kommunikation von Immunzellen untereinander bewerkstelligen, gibt es im Nervensystem zur Kommunikation von Neuronen untereinander die Familie der neurotrophen Faktoren. Da weder das Zytokin-System exklusiv für Immunzellen ist, noch das System der neurotrophen Faktoren für Neurone, sollen die neurotrophen Faktoren hier kurz besprochen werden, da sie möglicherweise in Zukunft eine neue Klasse an Therapieoptionen anbieten werden.

Erst kürzlich wurde beschrieben, dass einige der potentesten Mitglieder der neurotrophen Faktoren, nämlich NGF (*nerve growth factor*) und BDNF (*brain derived neurotrophic factor*) eine Wirkung auf Immunzellen entfalten oder sogar von ihnen produziert werden. Dies legt das neue Konzept nahe, dass die Immunantwort nicht nur neurodestruktiv, sondern eben auch neuroprotektiv wirken kann (Abb. 6.10, 6.11). Diese Erkenntnis würde das Verständnis der Pathogenese der MS dramatisch verändern und eventuell auch neue Wege der Therapie eröffnen.

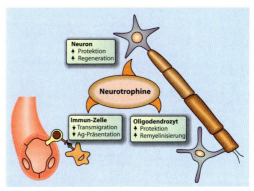

Abb. 6.10: Mögliche Effekte von Neurotrophinen in der MS-Läsion. Die Wechselwirkung mit Neuronen und Oligodendrozyten unterstützen das Überleben der Zellen und deren Reparatur. Die Interaktion mit Zellen des Immunsystems dagegen führt zur Hemmung von Zellwanderung und Antigenpräsentation [mod. nach Kerschensteiner et al., 2003].

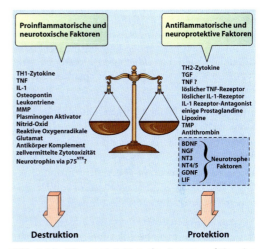

Abb. 6.11: Die zwei Seiten der Immunreaktion im ZNS. Einerseits können Immunzellen das Nervensystem mit einer Vielzahl proinflammatorischer und neurotoxischer Moleküle zerstören. Andererseits jedoch sezernieren sie auch antiinflammatorische und schützende Substanzen. In verschiedenen Situationen mag sich diese Balance zum Nutzen oder Schaden verändern [mod. nach Kerschensteiner et al., 2003].

Zu den neurotrophen Faktoren gehören neben den Neurotrophinen (NGF, BDNF, NT 3 und NT 4/5, Abb. 6.12) die GFLs (GDNF *family ligands: glia cell line derived neurotrophic factor*, Neurturin, Artemin, Persephin) sowie die neuropoetischen Zytokine (*ciliary neurotrophic factor* - CTNF und *leukemia inhibitory factor* - LIF).

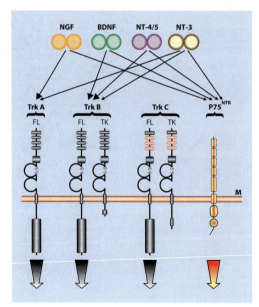

Abb. 6.12: Schema der Bindung der Neurotrophine (NT) NGF (nerve growth factor), BDNF (brain derived neurotrophic factor) sowie NT 3 und 4/5 an ihre Rezeptoren. Aufgrund pleiotroper Bindungsmöglichkeiten mit unterschiedlichen Affinitäten ergibt sich eine komplexe Situation [mod. nach Kerschensteiner et al., 2003].

Entgegen ihrem Namen wirken neurotrophe Faktoren nicht nur auf sich entwickelnde Neurone, sondern auch auf reife, besonders geschädigte und degenerierte Neurone. Es liegen vielfältige Daten aus Tiermodellen vor, in denen neurotrophe Faktoren den Tod oder die Degeneration von Neuronen verhindern oder zumindest hinauszögern.

Auch in Modellen der EAE gibt es einige erste Hinweise, dass neurotrophe Faktoren den klinischen Verlauf positiv beeinflussen können. So zeigte die intraventrikuläre Gabe von NGF zum Beispiel einen positiven Effekt auf EAE bei Marmosets, hauptsächlich durch eine immunmodulatorische Beeinflussung der Th1/Th2-Balance (☞ oben). Dementsprechend führte die Neutralisation von NGF im EAE-Modell der Ratte zu einer deutlichen klinischen Verschlechterung. Besonders erfolgversprechend erscheint der Einsatz von LIF zu sein. Hier zeigte sich im Tiermodell auch eine Besserung der Symptome *nach* Induktion der EAE. LIF wird in Entzündungsläsionen von Makrophagen produziert.

Die bisher verfügbaren klinischen Daten an Patienten sind jedoch noch enttäuschend. Einerseits war der Einsatz von IGF-1 bei neurodegenerativen Erkrankungen wie ALS und M. Parkinson ohne Erfolg, aber auch bei MS gab es in einer ersten Studie keine positiven Effekte. Vielleicht liegt der ausbleibende Erfolg an der Applikationsweise, so dass wirksames IGF-1 gar nicht hinter die Blut-Hirn-Schranke gelangt. Dazu gibt es erste tierexperimentelle Daten, in denen NGF-produzierende Antigen-spezifische T-Zellen mit Erfolg ins ZNS eingebracht werden konnten; die EAE war dadurch deutlich supprimiert.

6.4. Statine

In letzter Zeit neu in die Diskussion immunmodulierender Therapieoptionen gekommen sind die schon länger als Cholesterinsenker bekannten Statine, welche die 3-Hydroxy-3-Methylglutaryl Coenzym A (HMG-CoA) Reduktase hemmen. 1995 wurde erstmals beschrieben, dass Pravastatin die Überlebensrate von Patienten nach Herztransplantation signifikant bessern kann, und dass dieser Effekt unabhängig ist von der Cholesterinsenkenden Wirkung dieser Substanz. Diese Beobachtung führte in den folgenden Jahren zu der Erkenntnis, dass Statine wichtige proinflammatorische Aktivitäten hemmen können. Für die Therapie der MS potenziell relevant sind die Befunde, dass Lovastatin die Produktion der induzierbaren NO-Synthetase und TNF-α durch IFN-γ-stimulierte Astrozyten und Mikroglia unterdrücken kann. Außerdem können Statine die IFN-γ-induzierbare Hochregulation von MHC-Klasse II auf antigenpräsentierenden Zellen senken, und somit einen dämpfenden Einfluss auf CD4+ T-Zellen haben. Außerdem wurde kürzlich gezeigt, dass Statine die Proliferation von T-Zellen von MS-Patienten deutlich hemmen können (und zwar das am wenigsten hydrophile Simvastatin besser als Lovastatin oder Mevastatin), und dass dieser Effekt additiv zum ähnlichen Effekt durch IFN-β ist. Außerdem konnte Simvastatin die Produktion von Matrix-Metalloproteinase (MMP)-9 durch die T-Zellen reduzieren. MMP-9 hilft den T-Zellen, die Virchow-Robin-Räume und die Blut-Hirn-Schranke zu durchbrechen. Zusätzlich inhibiert Simvastatin die Expression von Th1-Chemokin-Rezeptoren an der Oberfläche der T-Zellen und reduziert die ICAM-1-Expression, ein intrazelluläres Adhäsions-Molekül, welches die Anheftung der T-Zellen an der Endotheloberfläche vermittelt. Alle diese *in vitro*-Befunde sind ermutigend und belegen das therapeutische Potenzial der Statine.

Inzwischen wurden auch erste Erfolge bei der Behandlung der EAE mit Statinen in Tieren berichtet. Das oral verfütterte Atorvastatin konnte in verschiedenen EAE-Mausmodellen chronische und schubförmig verlaufende Lähmungen verhindern und bessern. Dabei bedingt es wohl in den Tieren eine Verschiebung der Immunreaktion hin zu Th2-gewichteten Mediatoren (z.B. Induktion von IL-4, IL-5, IL-10 und TGF-β).

Eine erste Pilotstudie mit Simvastatin (Zocor®) ergab, dass es die Anzahl von neuen MRT-Läsionen bei 30 Patienten mit schubförmig verlaufender MS verringern kann. Dabei zeigte sich auch bei den behandelten Patienten ein positiver *shift* weg von der Th1-vermittelten Immunreaktion. Weitere Studien zu Statinen sind selbstverständlich derzeit in Planung.

6.5. Schlussbemerkung

Nach dem Erfolg durch die Therapie mit IFN-β wurden große Hoffnungen auf das Prinzip der Zytokin-basierten Therapie gesetzt. Leider muss man jedoch festhalten, dass diese Hoffnungen auf rasche weitere Erfolge in den letzten Jahren enttäuscht wurden. Dies mag zum Einen daran liegen, dass die verfügbaren Tiermodelle der EAE nur einen Teil der Pathogenese der MS widerspiegeln, eher die Schübe als die sekundäre Progredienz abbilden. Zum Anderen ist die MS ein Spektrum von Erkrankungen, welche eine größere Heterogenität aufweisen als anfangs vermutet. Mit genauerer Einteilung der "MS" in verschiedene auf der unterschiedlichen Pathogenese beruhenden Subgruppen wird es in Zukunft sicher möglich sein, genauer zugeschnittene Therapieverfahren zu entwickeln. Dabei werden auch weiterhin Zytokin-basierte Therapien eine wesentliche Rolle spielen.

6.6. Literatur

Aloisi F. Growth factor. Neurol Sci 2003; 24 Suppl 5:S291-4.

Blevins G, Martin R. Future immunotherapies in multiple sclerosis. Semin Neurol 2003; 23(2):147-58.

Hohlfeld R. Biotechnological agents for the immunotherapy of multiple sclerosis: Principles, problems and perspectives. Brain 1997; 120:865-916.

Kerschensteiner M, Stadelmann C, Dechant G, Wekerle H, Hohlfeld R. Neurotrophic cross-talk between the nervous and immune system: Implications for neurological diseases. Ann Neurol 2003;53:292-304.

Noseworthy JH. Management of multiple sclerosis: current trials and future opinions. Curr Opin Neurol 2003; 16(3):289-97.

Kieseier BC, Hartung HP. Multiple paradigm shifts in multiple sclerosis. Curr Opin Neurol 2003; 16(3):247-52.

Neuhaus O, Archelos JJ, Hartung HP. Immunomodulation in multiple sclerosis: from immunosuppression to neuroprotection. Trends Pharmacol Sci 2003; 24(3):131-8.

Schwarz MK, Wells TNC. New therapeutics that modulate chemokine networks. Nature Reviews 2002; 1:347-358.

Wiendl H, Hohlfeld R. Therapeutic approaches in multiple sclerosis: Lessons from failed and interrupted treatment trials. Biodrugs 2002; 16:183-200.

Zamvil S, Steinman L. Cholesterol-lowering statins possess anti-inflammatory acitivty that might be useful for treatment of MS. Neurology 2002;59:970-971.

Index

Index

A

Aktivität, biologische und spezifische 63
Aktivität, zytotoxische 80
Akut-Phase-Reaktion 82
Albuferon-beta 67
Antiinflammatorische Zytokine 17, 48
Antikörper 38
Antikörper, neutralisierende 96
Antivirale Wirkung 83
APL 30
Asialo-IFN-β1a 67
Avonex 64, 77

B

Beneferon 68
Beschwerden, grippeähnliche 95
Betaferon 68, 77
BRM 73

C

CD4+ T-Zellen 23, 38
CD8+ T-Zellen 23, 38
Chemokine 79, 110
CHO-Zellen 62
CIS 89
Copolymer-1 29
Cytotech-Interferon 70

D

Definition 22
Depressionen 96
Dosis-Abhängigkeit 98

E

E. coli 62
EAE
    Definition 36
    Gemeinsamkeiten mit MS 40
    Histologie 39
    Induktion 36
    Modelle 38
    Pathogenese 39
    Toleranz 42
    Zytokine 42
Entzündung 15
Entzündungsreaktionen, lokale 95
Enzephalomyelitis, experimentelle allergische 36
Epileptogenität 96

F

Fiblaferon 70, 78
Frone 70
Frühe Erkrankungsstadien 89

G

Glatirameracetat 29

H

Hormonsystem 82

I

IFNAR 58
IFN-β1a 64, 89, 90, 93
IFN-β1b 68, 94
IFN-β1c 69
IFN-γ 17, 26, 43
IL-1 ..... 16, 24, 45, 109
IL-10 ..... 18, 28, 49, 108
IL-12 ..... 17, 29, 46
IL-13 ..... 18, 50, 109
IL-18 ..... 27, 47
IL-2 45
IL-23 47
IL-4 ..... 12, 18, 28, 49, 109
IL-6 ..... 17, 26, 45
Immundeviation 105
Immunität 15
    humorale 24
    zelluläre 23
Immunmodulation/-suppression 29, 103
Indikationen 88
Interferon-β
    Applikationswege 70
    Biologie 54
    Glykosilierung 56
    Induktion 57
    Pharmakologie 61
    Signaltransduktion 59
    Systematik 54
    Therapie 88
    Wirkmechanismen 78
Interferone 106
ISG 61

J

JAK 60

K

Kontrazeption 96

L

Langzeiteffekte 76
Leberfunktionsstörungen 96
Leukopenie 96
Liquorgängigkeit 76

M

Matrixmetalloproteinasen 79
MBP 37
McDonald-Kriterien 88
MIF 47
Mitoxantron 29
MOG 24, 37

Stichwortregister

N

Natürliches IFN-β 69
Nebenwirkungen 95
Neuroprotektion 83
Neurotrophe Faktoren 111

O

Osteopontin 47

P

Pathogenese 22
PEGyliertes IFN-β1a 67
Peptidliganden, veränderte 30
Pharmakodynamik 70
Pharmakokinetik 70, 77
Poser-Kriterien 88
Proinflammatorische Zytokine 15, 43

R

Rebif 66, 77
Remyelinisierung 83
RPMI-Interferon 70

S

Schilddrüsenstörungen 95
Schubförmige MS 90
Sekundär chronisch-progrediente MS 93
STAT 60
Statine 112
Studien 89
Symptomverschlechterung 96

T

TGF-β 18, 27, 48, 108
Th1-Zellen 23
Th2-Zellen 23
Therapieverfahren 102
Thrombopenie 96
TNF-α 16, 25, 44, 107
Typ I-Interferonrezeptor 58
T-Zell-
    Aktivierung und -Proliferation 80
    Apoptose 81
    Migration 81
T-Zellen 40, 80

W

Wirkmechanismen 78

Z

Zytokine 78
    Definition 12
    Klassifikation 14
    Produktion 13
    Struktur 12
    Wirkbereiche 14
    Wirkungsweise 13

Klinische Lehrbuchreihe

... Kompetenz und Didaktik!

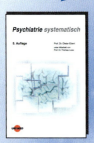
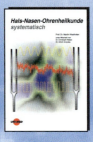
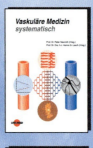
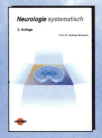
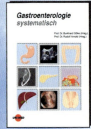
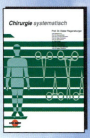
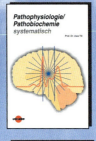
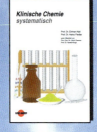
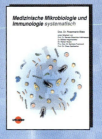
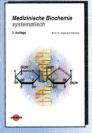
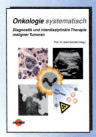
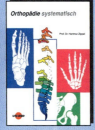
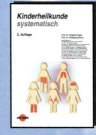
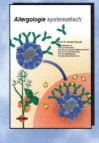
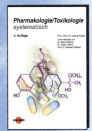
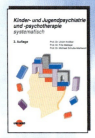
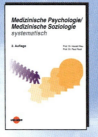
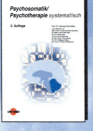
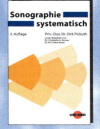
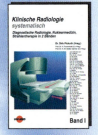
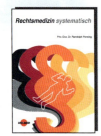
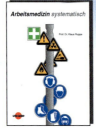
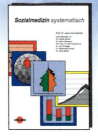
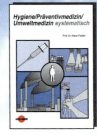
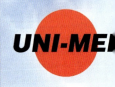

Psychiatrische Fachliteratur von UNI-MED...

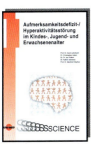
1. Aufl. 2004, 140 S., ISBN 3-89599-617-3

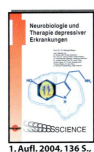
1. Aufl. 2004, 136 S., ISBN 3-89599-849-4

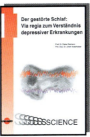
1. Aufl. 2003, 96 S., ISBN 3-89599-626-2

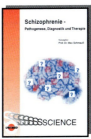
1. Aufl. 2002, 336 S., ISBN 3-89599-659-9

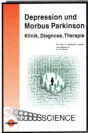
1. Aufl. 2002, 76 S., ISBN 3-89599-627-0

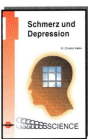
1. Aufl. 2004, 112 S., ISBN 3-89599-755-2

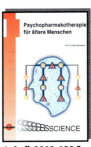
1. Aufl. 2003, 128 S., ISBN 3-89599-694-7

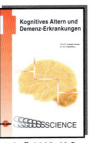
1. Aufl. 2003, 68 S., ISBN 3-89599-681-5

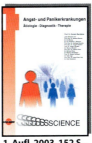
1. Aufl. 2003, 152 S., ISBN 3-89599-648-3

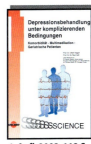
1. Aufl. 2003, 112 S., ISBN 3-89599-459-6

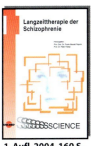
1. Aufl. 2004, 160 S., ISBN 3-89599-823-0

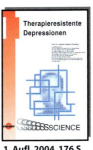
1. Aufl. 2004, 176 S., ISBN 3-89599-822-2

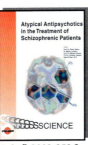
1. Aufl. 2002, 352 S., ISBN 3-89599-528-2

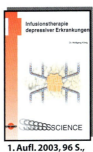
1. Aufl. 2003, 96 S., ISBN 3-89599-651-3

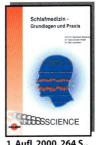
1. Aufl. 2000, 264 S., ISBN 3-89599-465-0

Topaktuelle *Spezialthemen*!

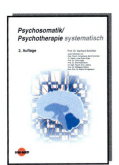
2. Aufl. 2001, 264 S., ISBN 3-89599-151-1

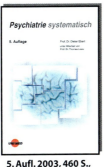
5. Aufl. 2003, 460 S., ISBN 3-89599-160-0

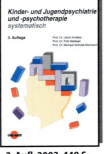
3. Aufl. 2003, 448 S., ISBN 3-89599-159-7

Und für den Fall der Fälle - die *Standardwerke*!

...vertreibt Ängste und Sorgen!
Und alle Details zu unseren Büchern aktuell unter www.uni-med.de

Neurologische Fachliteratur von UNI-MED...

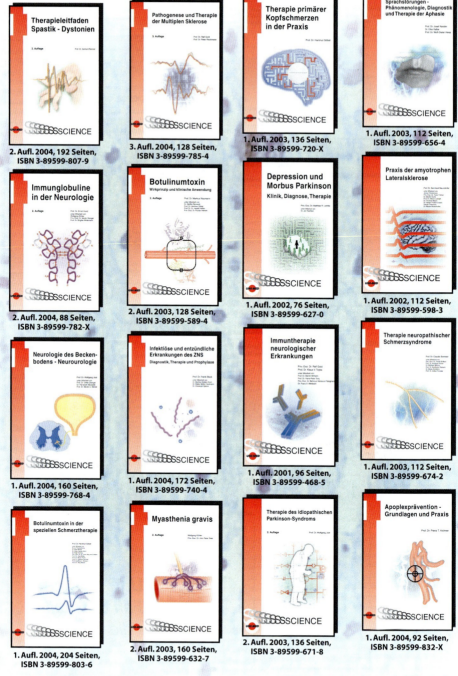

UNI-MED SCIENCE - *topaktuelle Spezialthemen!*

...reine Nervensache!

UNI-MED Verlag AG • Kurfürstenallee 130 • D-28211 Bremen
Telefon: 0421/2041-300 • Telefax: 0421/2041-444
e-mail: info@uni-med.de • Internet: http://www.uni-med.de